中等职业教育新形态教材

供中等卫生职业教育护理专业使用

护 理 礼 仪

（第 2 版）

主　　编　邢世波　刘秀敏
副 主 编　张瑞花
编　　者　（按姓氏汉语拼音排序）
　　　　　闭　静（梧州市卫生学校）
　　　　　侯纯妹（揭阳市卫生学校）
　　　　　胡秀英（山东省莱阳卫生学校）
　　　　　刘秀敏（山东省青岛第二卫生学校）
　　　　　辛　阳（沈阳市中医药学校）
　　　　　邢世波（山东省莱阳卫生学校）
　　　　　杨琴珍（湛江中医学校）
　　　　　于　蕾（哈尔滨市卫生学校）
　　　　　章　颖（黑河市职业技术教育中心学校）
　　　　　张瑞花（临沂科技普通中等专业学校）
编写秘书　于　蕾（哈尔滨市卫生学校）

科 学 出 版 社
北　京

内 容 简 介

护理礼仪是卫生职业教育护理专业的一门专业课程。本书在编写过程中，紧扣临床与教学实践、国家护士执业资格考试，系统阐述了护士职业形象、礼仪与护理礼仪、护士仪容礼仪、护士服饰礼仪、护士行为礼仪、护士言谈礼仪、护士交往礼仪、护士工作礼仪及面试求职礼仪等内容。书中配有大量情景案例，丰富生动、直观易学，同时增加了"链接""医者仁心""自测题"等模块。教材设计理实并重、学训结合，兼顾学科性与职业性，注重可持续性，服务于学生的专业学习需要及可持续发展的需要。

本书可供中等卫生职业教育护理专业使用。

图书在版编目（CIP）数据

护理礼仪/邢世波，刘秀敏主编．—2版．—北京：科学出版社，2024.3
中等职业教育新形态教材
ISBN 978-7-03-077271-8

Ⅰ．①护⋯　Ⅱ．①邢⋯　②刘⋯　Ⅲ．①护理－礼仪－中等专业学校－教材　Ⅳ．①R47

中国国家版本馆CIP数据核字（2023）第247733号

责任编辑：张立丽　/　责任校对：周思梦
责任印制：师艳茹　/　封面设计：涿州锦晖

版权所有，违者必究。未经本社许可，数字图书馆不得使用

科学出版社 出版
北京东黄城根北街16号
邮政编码：100717
http://www.sciencep.com

北京汇瑞嘉合文化发展有限公司印刷
科学出版社发行　各地新华书店经销

*

2018年4月第　一　版　　开本：850×1168　1/16
2024年3月第　二　版　　印张：8 1/2
2024年3月第十二次印刷　字数：204 000

定价：39.80元
（如有印装质量问题，我社负责调换）

前　言

党的二十大报告指出："人民健康是民族昌盛和国家强盛的重要标志。把保障人民健康放在优先发展的战略位置，完善人民健康促进政策。"贯彻落实党的二十大决策部署，积极推动健康事业发展，离不开人才队伍建设。党的二十大报告指出："培养造就大批德才兼备的高素质人才，是国家和民族长远发展大计。"教材是教学内容的重要载体，是教学的重要依据、培养人才的重要保障。本次教材修订旨在贯彻党的二十大精神和党的教育方针，落实立德树人根本任务，坚持为党育人、为国育才。

为了进一步体现职业教育新理念，适应卫生职业教育教学改革和发展需要，加快实现职业教育的现代化，本书在上一版的基础上，参考相关资料，广泛吸取了多个院校的反馈意见，对内容深度、广度和章节安排做了一定的调整。本书加强了思想性、科学性、适用性、实用性和创新性，增加了护士职业形象相关内容，旨在强化学生的职业价值理念和服务理念。本书设计"医者仁心"模块，适时融入课程思政内容，在课程教学的同时，凸显育人效果。本书共9章，包含护士职业形象、礼仪与护理礼仪、护士仪容礼仪、护士服饰礼仪、护士行为礼仪、护士言谈礼仪、护士交往礼仪、护士工作礼仪、面试求职礼仪等方面。本书具有以下特点。

第一，以人物为主线，突出以学生为主体。教材以选择护理专业的学生小欣为主体，将小欣成长过程中的认识、思维、行为、服务理念的转变融入教学，贯穿"提升护士素质，提供优质护理服务"主线，增强代入感，实现以学生为主体的教学。

第二，对接岗位需求，提升学生的可持续发展能力。教学以案例形式引导学生思考岗位工作，通过发现问题、分析问题、解决问题实现职业教育与产业服务相结合，进而提升学生可持续发展的需求，促进终身学习和职业发展。

第三，以标准为基点，突出专业礼仪学习的规范性和可操作性。以岗位标准和职业资格证书标准为依据，设计展示礼仪规范的彩色照片、章末自测题，优化实训考核评价标准，书后还附有自测题选择题参考答案等，将行为、知识点、标准直观地呈现在学生眼前，便于学生学习和评价，展现生命至上理念，实现育人目标。

第四，以思政为引领，突出礼仪实施的实践性和应用性。书中新增"医者仁心"模块，充分挖掘学科与职业相关思政元素，将课程思政贯穿始终，培养学生正确的职业价值观、人生观和世界观，增强职业自信，提升整体素养，实现课程育人功能。

第五，以数据资源为支撑，书媒融合，利用信息化手段，制作数字资源，设置增值服务，满足学生实时学习的需求。

本书编写过程中，得到了各参编单位的大力支持，同时还参考和借鉴了大量的与礼仪有关的著作和文献资料，在此表达深切的谢意。

由于编者水平有限，书中难免存在不足之处，敬请各位老师和同学在使用过程中提出宝贵意见，以便修订完善，更好地服务于护理教学及临床实践。

编　者

2024 年 2 月

配 套 资 源

欢迎登录"中科云教育"平台，**免费**数字化课程等你来！

本教材配有数字化资源，持续更新，欢迎选用！

"中科云教育"平台数字化课程登录路径

电脑端

- 第一步：打开网址 http://www.coursegate.cn/short/V7CSM.action
- 第二步：注册、登录
- 第三步：点击上方导航栏"课程"，在右侧搜索栏搜索对应课程，开始学习

手机端

- 第一步：打开微信"扫一扫"，扫描下方二维码

- 第二步：注册、登录
- 第三步：用微信扫描上方二维码，进入课程，开始学习

PPT 课件：请在数字化课程各章节里下载！

目 录

第1章 护士职业形象 …………… 1
  第1节 护士角色功能 …………… 1
  第2节 护士职业形象塑造 ……… 2
第2章 礼仪与护理礼仪 …………… 9
  第1节 礼仪概述 ………………… 9
  第2节 护理礼仪概述 …………… 11
第3章 护士仪容礼仪 ……………… 15
  第1节 自然仪容 ………………… 15
  第2节 妆饰仪容 ………………… 18
  第3节 表情仪容 ………………… 20
第4章 护士服饰礼仪 ……………… 24
  第1节 护士服饰礼仪的基本
       原则 …………………… 24
  第2节 护士工作着装具体要求 … 27
第5章 护士行为礼仪 ……………… 33
  第1节 护士行为礼仪概述 ……… 33
  第2节 护士基本行为礼仪 ……… 35
  第3节 护士工作中的行为礼仪 … 46
第6章 护士言谈礼仪 ……………… 59
  第1节 护士言谈礼仪概述 ……… 59

  第2节 护士言谈礼仪的应用 …… 62
第7章 护士交往礼仪 ……………… 70
  第1节 基本交往礼仪 …………… 70
  第2节 护士工作交往礼仪 ……… 79
第8章 护士工作礼仪 ……………… 84
  第1节 不同岗位护士工作礼仪 … 84
  第2节 护士日常工作礼仪 ……… 90
第9章 面试求职礼仪 ……………… 99
  第1节 面试求职礼仪要求 ……… 99
  第2节 面试技巧与禁忌 ………… 103
实训 …………………………………… 107
  实训1 护士仪容礼仪实训 ……… 107
  实训2 护士服饰礼仪实训 ……… 109
  实训3 护士行为礼仪实训 ……… 111
  实训4 护士言谈礼仪实训 ……… 115
  实训5 护士交往礼仪实训 ……… 119
  实训6 护士工作礼仪实训 ……… 121
  实训7 护士求职礼仪实训 ……… 123
参考文献 …………………………… 125
自测题选择题参考答案 …………… 126

第 1 章 护士职业形象

倡导健康文明的生活方式，实施健康中国战略，是新时代经济社会协调发展的必然要求，也是医疗卫生事业改革发展的内在要求。提高医护人员的整体素质，提升医疗卫生发展水平，是时代发展的需要，也是健康中国的需要。护理工作的特殊性、科学性和艺术性，要求护士必须具备较高的素质修养。护士能否充分认识自己的社会角色，直接影响着护理服务的质量；培养护理职业的神圣感与使命感，是护理专业的学生进入护理岗位前必须解决的首要问题。

第 1 节 护士角色功能

案例 1-1

成为一名白衣天使是小欣从小的愿望，今天，她离这个目标更近了一步——她已经是一名护理专业的学生了。在课堂上，刘老师给学生们讲了"00 后"援鄂护士刘家怡的故事，特别是她那句"穿上防护服，我就不是孩子了"，让小欣非常感动。

问题：1. 同学们，你们对护士这个职业了解吗？
2. 护士的角色具体是什么？

社会的发展必定对某一角色的要求会不断发生改变，以确保该角色适应社会的进步。每个人在成长与发展过程中必然承担着多重角色。为了更好地承担和发展新角色，护士必须了解有关角色理论，掌握护士角色的功能，从而与患者建立融洽的关系，给患者提供必要的帮助，促进患者康复。

一、角色概念

角色是指处于一定社会地位的个体或群体，在实现与这种地位相联系的权利和义务中，所表现出的符合社会期望的行为和态度的总模式。

护士角色是护士应具有的与职业相适应的社会行为模式，是指从事护理职业的个体所应具有的角色人格和职业行为模式。

考点 护士角色

二、护士角色功能

随着现代医学、护理学的发展，护士又被赋予了多元化的角色，并使之履行多重性的角色功能。现代护士的角色功能包括以下几方面。

1. 照顾者　这是护士最基本、最重要的角色，护士的独特功能是协助患者从事有利于健康、恢复健康与安详死亡的活动。当人们因疾病等原因不能自行满足基本需要时，护士应运用专业知识为其提供各种护理照顾，帮助患者满足其呼吸、饮食、排泄等方面的基本需要。

2. 计划者　护士运用护理专业知识和技能，收集患者的心理、生理、社会等相关资料，评估其健康状况，找出其健康问题，为其制订系统、全面、整体的护理计划，促进患者尽快康复。

3. 管理者　为了使护理工作顺利开展，护士需对日常护理工作进行合理的计划、组织、协调与控制，合理利用各种资源，以护理对象为中心，提供人性化、个性化护理，最大限度地满足患者的需求。同时，护理管理人员还需与医院的其他管理人员共同完成医院的管理。

4. 教育者　护士的教育者角色包括两个方面：一是对患者进行教育和指导，为其提供有关健康知识的信息，促进和改善人们的健康态度和健康行为，达到预防疾病、促进健康的目的；二是对实习护生和新护士的教育培养，帮助他们进入护理工作领域，增强其护理专长。培养年轻新一代护士，是护理事业延续和发展的需要。

5. 协调者　患者所获得的医疗护理照顾是整体性的，这需要健康保健系统中所有成员的共同配合才能够完成。因此，护士在工作中需要与有关人员进行联系与协调，维持一个有效的沟通网，使诊断、治疗、护理工作得以协调进行，保证患者获得最适宜的整体医护照顾。在社区护理中，卫生保健工作的涉及面更广，护士更需加强与社会各机构及有关人员的协调与配合。

6. 代言人　护士是患者权益的维护者，有义务反映患者及其家属的要求，并与有关人员联系和沟通，为其解决困难，尤其是无法表达自己意愿的患者，护士应采取各种预防措施保护其不受伤害。随着医学科学的发展和各种新技术在临床上的应用，患者在入院后可能会不愿意接受各种检查手段和电子仪器的使用，其权益可能会受到伤害，护士应保证患者有安全的治疗环境，以预防患者损伤和治疗带来的副作用的影响。因此，护士有责任解释并维护患者的权益不受损害或侵犯，是患者的代言人。

7. 研究者　科研是护理专业发展不可缺少的活动，每一个护士，特别是接受过高等教育的护士，同时又是护理科研工作者。在做好患者护理工作的同时，要积极开展护理研究工作，并将研究结果推广应用，指导改进护理工作，提高护理质量，使护理的整体水平不断提高。

8. 咨询者　护士运用沟通技巧及专业知识和技能，解答患者及其家属的具体问题，提供相关信息、给予情感支持和健康指导，确保患者清楚地认识自己的健康状况，从心理上和行为上适应患者角色，更好地配合治疗，以便尽快康复。

考点　护士角色功能

第2节　护士职业形象塑造

案例1-2

小欣第一次在课堂上穿上护士服、戴上燕尾帽，很兴奋说自己"成为了一名护士"，刘老师听到后讲了一个真实的案例：杨护士在晚班值班例行巡视病房时，发现一个手术后的患者突然出现躁动、口齿不清、答非所问，立即向晚班医师报告患者情况，并协同医师进行紧急救护，最终挽回了患者的生命。小欣听到这儿，明白想要成为真正的护士，她还有很长的路要走。

问题：护士的职业形象具体内容包括什么？

形象是指能够引起人的思想或感情活动的具体形状或姿态。护士职业形象是指护士群体或个人在实践中的仪表、思想、语言、行为、知识、技能等外在表现。它不仅体现在护士的仪表、风度、行为举止和姿态等外在形象中，而且反映了护士的职业道德品质、知识、心理状态等内在素质。美好的护士职业形象对护理对象的身心健康有积极的影响，可以使护理对象产生愉快的心情，获得良好的生理、心理效应，从而能达到治疗和康复的最佳效果。

一、护士内在形象的塑造

内在美是指人的内心世界的美，也称为心灵美。内在美是人的精神、道德、情操、性格、学识等内在素质的具体体现，是美的本质与核心。护士的内在美是护士职业形象美的根基。这种美激发患者的美感，是保持良好印象的关键。护士的内在美是外在美的灵魂，是做好护理工作的前提。

（一）高尚的品德

道德是一种社会意识形态，它依靠社会舆论、内心信念和传统习惯的力量，来调整人们相互之间及个人和社会之间关系的行为规范。护理工作要求护士必须树立良好的职业道德，确立正确的价值观和培养高尚的情操。

1. **树立良好的职业道德** 护士在工作中直接面对的是生命，应把救死扶伤看作自己的天职，尊重患者、爱护患者。护士良好的职业道德表现为护士对患者的爱心、热心及对待工作的耐心，只要是患者的需要，无论事情多么微不足道，护士也应尽力给予帮助。

2. **确立正确的价值观** 护士的工作状态，能直接反映出护士对护理事业和他人利益、集体利益的根本态度，"健康所系，性命相托"，这就是护士应有的价值观。患者把自己的生命托付给了医护工作者，把需要照料、安慰及康复的希望寄托给了护士。护士该如何面对渴望帮助的患者，如何对待疾病和生命，这与一个人的价值观密切相关。护士应在平凡的职业中不断提高自己的精神境界，创造美好的内心世界。

3. **培养高尚的情操** 情操是由感情和思想综合起来的，不轻易改变的心理状态，是情感的一种升华，是人的重要心理品质。中华民族把高尚的情操视为至高无上的精神追求。对于护理人员来说，热爱自己的专业，修身、养性，真心地关怀和无微不至地照顾患者就是高尚的情操。

（二）美好的心灵

1. **诚实** 护理工作要求护士具备高度的工作自觉性和责任感，具备美好的心灵，诚实地对待工作和服务对象，具有诚实可信之美德。

2. **慎独** 意思是在独处时，自己的行为依然谨慎不苟，是道德修养的重要内容。护士应具备慎独的美德，特别是在无人监督的情况下也要一丝不苟，恪尽职守，以自己的道德信念为约束力，忠诚维护患者的利益。

考点 慎独

（三）良好的性格

1. **拥有乐观、豁达、谦和、宽容的性格** 护士具有良好的性格，会让患者感受到快乐、温暖和顺心。谦和的人容易与人建立亲切谦和的关系，使人感受到更多的美好和快乐。另外，谦和的人总能找到生活中的幸福，一个人的幸福在很大程度上取决于一个人本质上善良、宽容和体贴的性格。

2. 学会缓解压力　护理工作是具有一定压力的工作，护士所承受的压力可能给护士身心带来严重的影响。因此，护士不仅要能胜任工作，为患者提供高质量的护理服务，自身也应具备健康的心理素质、良好的性格，学会转移各种不良刺激和压力，保持热情、愉快、稳健的情绪，才能帮助护理对象保持乐观向上的心态，增强战胜疾病的信心。

3. 培养健康的职业性格　良好的职业性格可以通过现实的影响和有意识的教育培养而获得。因此，在学校教育中，应该有意识地培养和造就学生的健康心理素质和职业性格，帮助学生养成心胸开朗、真诚待人、善解人意、勤奋认真、吃苦耐劳的性格品质。

（四）丰富的知识

知识是素质的基础。随着护理学科的发展，护士的职能已由单纯执行医嘱转变为"以人为中心"的护理，要为护理对象提供生理、心理、社会及文化等全方位的照顾，这就对护士的知识水平和技术能力有了更高的要求。

1. 树立终身学习的理念　护理工作的特点决定了护士应具有与众不同的知识和技能，并具备灵活地运用理论知识为患者服务的能力，如专业操作能力、分析能力、鉴别能力、创造能力及思维能力等。所以说，作为一名护士不但要保持终身学习的理念，还需要在当今社会高速发展的进程中，不断学习新思想、新理念和新技术，依据医疗科技的发展需要，实时更新自己的知识和技能。

2. 丰富自己的知识结构

（1）护士的知识结构内容　护士要拥有广阔的知识结构，具体包括以下几个方面。①基础医学和临床医学的基础知识；②丰富的护理理论知识；③要有相关的人文护理方面的知识，如社会医学、护理行为学、护理服务学、心身医学、护理心理学、护理伦理学、护理美学与礼仪等；④要有熟练、精湛的护理操作技术及良好的人际沟通能力。

（2）护士知识结构的特性　护士应博学多识，所掌握的知识应该具有以下几个特点。①知识累积的超前性：护士要使护理工作有更高的起点，就要使自己知识的累积具有超前性，以适应未来护理工作的需求；②知识学习的动态性：事物是在不断发展变化的，护理专业发展较快，因此，护士的知识技能也要顺应发展，不断充实和提高，而不能总是"用老眼光去看待新问题"；③知识应用的务实性：为更好适应时代的发展，护士应对护理专业倾注爱心，不断学习、刻苦钻研、精益求精，用自己所学的知识，实实在在地为患者提供更好的服务，切实解决患者的需要。

（五）健康的人格

健康的人格是不断进行自我"修炼"的结果。护士优秀的职业人格，是护士自觉加强品德修养、知识修养和行为修养的结果。护士的人格美往往体现在护理工作的细微之处，如护士对患者身心状况的悉心观察和照料，有时甚至比患者自己考虑得还要周到。宽容是人的美德之一，对护士来说更为重要。护士要对患者在不同情境中的心态和神态有较深的了解，并在此基础上能够理解患者的言行，用正确的方式使患者平静下来，从而美化患者的心境，使护理工作目标得以实现。

二、护士外在形象的塑造

护士的外在形象是护士的仪容、仪表、举止、行为、语言等外在表现形式的总称。护士端庄、稳重、健康的外在形象能增强患者的信任感，可以促进良好护患关系的建立，增强患者战胜疾病的信心。护理人员应展现得体的言行举止，树立良好的职业形象。

（一）护士的仪表形象

护士的着装应该整洁、得体、大方，给患者以诚恳、可信赖的感觉。不修边幅、蓬头垢面会使患者失去信心；浓妆艳抹、香气四溢更不适宜医院的工作环境，还与患者痛苦的心情相矛盾，容易引起患者的反感。因此，护士在平时的工作中应注意保持面容清洁、衣着整齐、淡妆上岗，以示对患者的尊重。不得佩戴戒指、项链、耳环等饰物，以免妨碍各项护理操作。

（二）护士的体态形象

体态主要指身体的姿态。护士的体态是一种无声语言，是传递信息的一种符号，是护理活动中重要的沟通方式之一。优雅的举止、优美的体态，能显示出护士良好的素质和职业特点，也是护患有效沟通的基础。护士优雅的站姿、行姿、坐姿、蹲姿等会给患者留下良好的印象，也充分体现出护士良好的职业素质和个人修养。

（三）护士的行为形象

行为美是人在行动中所表现出来的美，是心灵美的表现形式之一。护士的行为美是护士整体形象的一个重要组成部分。护士的行为美主要体现在全心全意为患者服务的行为和过程中。护士温文尔雅、落落大方的仪态，可以使患者感到身心愉悦，有利于帮助患者建立向往美好生活和战胜疾病的信心；良好的慎独修养，处处体现出的诚信美德，可以使患者发挥主观能动性，改善治疗行为，增强机体抵抗疾病的能力；体贴入微的照顾、发自内心的关怀，可以增强患者的社会适应能力，改善患者的生命质量。

（四）护士的整体形象

护士的整体形象是形式和意象的有机结合，是护士内在美与外在美交映生辉的结果。美好的形象不仅仅是美丽的外表，更重要的是护士的品德修养和知识素养在言谈举止中的自然流露。只有包含了丰富的内在情感的外在表现才能真正传达出美，才能有打动人心灵的力量。在临床护理工作中，时时处处存在沟通，护士形象整体美是进行良好护患沟通的前提，也是现代医学模式和以患者为中心的整体护理的具体体现。

三、护士群体形象的塑造

护士的群体形象需要通过每位护士的言行举止、工作态度、服务质量等共同塑造。护士应处理好护士群体内部之间的关系、护士群体与医疗机构中其他群体的关系。护士群体形象的塑造应注意以下几方面。

1. 树立正确的人生观、价值观　这是塑造良好护士群体形象的思想保证。护士要提高对人生价值的认识，树立为人类健康与幸福而不懈努力奋斗的坚定信念，将自己人生的视角拓展到人类生活的每一个角落，从而更深层次地理解自己、关怀他人，使自己生存得更有价值、更有意义。兢兢业业地做好护理工作，用自身的良好言行及工作作风赢得患者的信赖和尊重，树立良好的护士形象，扭转人们对护士及护理工作的偏见，让更多的人理解护理工作的重要性和尊重护士的工作。

2. 提高护士知识水平　这是塑造良好护士群体形象的根本保证。护士们要认识到学识不足是我们不断求学的内在原因，医疗科技的发展是我们不断更新知识的外在动力，督促护理人员自强不息、不断进取、刻苦钻研专业知识，以满足工作的要求和患者的需要。只有靠不断学习获取更多的知识来丰富自己的头脑，提高自身素质及业务能力，才能适应现代护理模式的需要；才能为患者提供优质、高效的技术服务，得到患者及家属的认可；才能真正树立"白衣天使"的形象，在平凡的护理工作中做出平凡而伟大的业绩。

3. 树立集体观念　这是塑造良好护士群体形象的基本保证。塑造良好的护士群体形象应从每个护士做起，从每一件小事做起。在护理工作中，护理管理者要帮助护士提高对群体观念的认识，正确处理个人利益与集体利益的关系。对护士不良行为给予正确引导，帮助他们树立自尊、自爱、自强、自立、自信、自律的意识和爱岗敬业的精神，从群体利益出发，在点滴的小事上严格要求自己，避免因自己的不良行为，使护士的群体形象受损，对人对事要心怀坦荡、宽容大度。工作上真正做到活泼而不轻浮、谨慎而不胆小、自信而不自负，对自己的性别角色予以充分认识，扬长避短，才能将自己塑造成为一个有修养的现代护士，维护良好的护士群体形象。

四、护士职业形象的意义

形象是当今社会文化的核心概念，职业形象有助于其专业在社会中的发展，可以作为专业发展的时代特征呈现出来。塑造护士职业形象的意义在于以下几方面。

1. 有助于我国卫生事业的发展　医学模式的转变、全球性人口老龄化、疾病谱的改变和人们对健康服务需求的提高，给卫生服务事业的发展不仅带来了机遇，同时也带来了挑战。发展卫生事业，必须注重卫生工作人员综合素养的提升。护理人员得体的举止、恰当的言谈等良好的礼仪行为不仅能提高个人的形象，还能对服务对象的心理和健康产生积极的影响，促进服务对象恢复和维护身心健康，发挥其促进我国卫生事业发展的作用。

2. 加快护理专业的发展　护理专业的历史发展过程，充分说明了护士职业形象对护理专业生存和发展的重要性。负面的护士职业形象，不仅会影响人们对护理专业的选择，也会影响有限医疗卫生资源的分配及社会对护理专业的认识和评价，进而影响护理专业在社会中的地位，导致专业发展缓慢。因此，塑造良好的护士职业形象是每位护士的责任和义务，应不断加强素质修养，达到美的职业精神境界，促进护理专业的自身发展，让护理事业在高层次服务领域得以开拓和发展。

3. 有助于护士个人的发展　良好的护士职业形象不仅能够提升护士自身价值，而且还能提高自己的职业自信心。护士的内在形象是职业道路长远发展的基石，而与之匹配的外在形象则有助于建立良好的护患关系、医护关系，为个人职业发展提供保障。护士职业形象的塑造是一个长期的过程，从学习护理专业、成为一名护生开始，就要树立内塑品质、外塑形象的成长目标，才能实现个人职业生涯的长足发展。

医者仁心：第37届南丁格尔奖章获得者王桂英——爱岗敬业 无私奉献

王桂英，1920年出生，曾任天津市护理学会会长，为第37届南丁格尔奖章获得者。在从事护理工作的60多年中，王桂英毫无保留地将自己的一切献给了医疗事业。1938年，从护士学校毕业的王桂英经校长推荐到北平协和医院当护士，开始了她为之献身60余年的护理工作生涯。1945年，天津南郊暴发了霍乱，一批批濒临死亡的患者被送到了天津市传染病医院。受过严格专业训练的护士王桂英来到天津，毅然投身到抢救患者的第一线。经过7天7夜的奋战，160多人安然脱险。王桂英也在这场灾难后，留在了与她结下不解之缘的天津。

自测题

一、选择题

A1型题

1. 护士为长期卧床的患者做清洁护理，此时护士的角色是（ ）
   A. 照顾者　　　　B. 教育者
   C. 代言人　　　　D. 协调者
   E. 研究者

2. 护士解答患者和家属的疑问时所扮演的角色是（ ）
   A. 照顾者　　　　B. 教育者
   C. 咨询者　　　　D. 协调者
   E. 研究者

3. 给护士长反映患者和家属的要求时，护士所扮演的角色是（ ）
   A. 照顾者　　　　B. 教育者
   C. 咨询者　　　　D. 协调者
   E. 代言人

4. 护士培养护生时，所扮演的角色是（ ）
   A. 照顾者　　　　B. 教育者
   C. 咨询者　　　　D. 协调者
   E. 代言人

5. 护士在临床护理工作中对某一护理措施效果进行观察与研究，护士充当的角色为（ ）
   A. 照顾者　　　　B. 教育者
   C. 管理者　　　　D. 研究者
   E. 计划者

6. 下列哪项是护士应有的价值观（ ）
   A. 爱心、耐心　　B. 终身学习
   C. 慎独　　　　　D. 诚实
   E. 健康所系，性命相托

A2型题

7. 李某，女，45岁。因腹泻脱水入院治疗，护士为其准备静脉留置针，患者和家属坚决反对，此时护士向其说明使用静脉留置针的原因，请问护士此时的角色是（ ）
   A. 照顾者　　　　B. 协调者
   C. 咨询者　　　　D. 计划者
   E. 教育者

8. 护士小张，踏上工作岗位后，应具有的知识结构不包含下列哪项（ ）
   A. 基础医学和临床医学的基础知识
   B. 有良好的职业形象
   C. 丰富的护理理论知识
   D. 要有相关的人文护理方面的知识

E. 要有熟练、精湛的护理操作技术及良好的人际沟通的知识

（9、10题共用题干）

王某，男，50岁，农民。因上消化道出血急诊入院，入院后禁食，生活不能自理，护士需为王某进行口腔护理。

9. 护士为王某进行口腔护理，此时护士的角色是（　　）
   A. 照顾者　　　　　　B. 咨询者
   C. 协调者　　　　　　D. 教育者
   E. 代言人

10. 患者出院之前，护士为其讲解回家后饮食及生活中的注意事项，防止再次出血的方法等，此时护士的角色是（　　）
    A. 照顾者　　　　　　B. 咨询者
    C. 协调者　　　　　　D. 教育者
    E. 代言人

二、简答题

1. 护士在职业岗位上应履行哪些角色功能？
2. 简述塑造护士职业形象的意义。

（闫　静　于　蕾）

第 2 章 礼仪与护理礼仪

我国自古以来就有"文明古国""礼仪之邦"的美誉。我国著名思想家孔子教导学生"不学礼,无以立"。礼仪是一个国家社会文明和民族精神的重要标志,通过礼仪能够反映一个人、一个国家的文明程度和道德水平,崇尚礼仪是社会文明发展、社会和谐有序的客观需求。

第1节 礼仪概述

案例 2-1

护理专业学生小欣不舒服,到医院进行检查治疗,发现刘护士特别受患者及其家属的欢迎,好评众多。小欣通过了解,患者给刘护士的评价是:工作中,刘护士着装干净整洁,举止稳重大方,态度和蔼可亲,技术扎实过硬。因此,患者们都信任她,期望得到她的护理服务。看到这些,小欣对护理工作有了新的认识,并立志成为一名优秀的护士。

问题:1. 为什么刘护士特别受信任和欢迎呢?
2. 什么是礼仪?学习礼仪在生活中有哪些作用?

医疗卫生行业是一个特殊的服务行业,护理工作者的职业道德和专业素质关系到患者的康复进程和社会的和谐稳定,护理工作者的礼仪修养尤其重要,护理礼仪已成为医护专业学生不可缺少的重要课程。

一、礼仪的基本概念

礼仪是人们在日常交往中约定俗成的行为规范与准则,是礼貌、礼节、仪表、仪式的统称,包括"礼"和"仪"两部分。"礼"既指礼节、礼貌,也指礼物;"仪"指仪态、仪表、仪式、准则等。

1. 礼貌 是指人们在社会交往过程中为表示尊重和友好,通过语言和动作等表现形式表达敬意的行为规范,如尊称、道谢等。它反映了时代的精神风貌与道德水准,同时也体现了人们的文明程度和文化修养。

2. 礼节 是人们在社会交往中相互表示尊重、祝贺、祝愿、哀悼等活动的表达方式,是礼貌在语言、行为、仪态等方面的具体表现形式。它具有形式化的特点。

3. 仪表 是人的外在表现,包括容貌、服饰、仪态等。

4. 仪式 是指举行典礼的程序、形式,如项目的开幕式或闭幕式、颁奖仪式、签字仪式等。

二、礼仪的作用

1. 沟通作用 在人际交往过程中,运用热情的问候、亲切的微笑、友善的目光、得体的举止、文雅的谈吐、合体的服饰等礼仪规范来指导自己的言行，会给对方留下良好的印象，利于彼此建立好感和信任，从而起到良好的沟通作用，促使人们成功地交流和沟通。

2. 协调作用　礼仪是人际交往的调节器，正确地使用礼仪可以营造一个平等友爱、团结互助的新型人际关系。通过礼仪表达尊重，联络感情，协调关系，使双方在沟通过程中感到心理的满足和愉悦，从而营造和谐的社会氛围。

3. 教育作用　礼仪体现着社会的进步、时代的精神，蕴涵着丰富的文化内涵。礼仪通过评价、劝阻、示范等特有的教育形式引领人们的行为习惯，指导公众按照礼仪标准规范言行，协调人际关系，维护社会和谐，提升人民群众的综合素质。

4. 美化作用　礼仪规范是人类社会进步的产物，强调的是和谐，是心灵美、举止美、仪表美的有机结合，是内在美与外在美的统一。人们通过学习礼仪、运用礼仪，塑造自身良好形象，展示美好风采，进而美化生活，同时体现时代的精神风貌。

5. 维护作用　礼仪在发展过程中作为行为规范被社会认可，逐步成为社会的习俗和行为准则，对公众形成约束力。遵守和维护礼仪规范对促进同事间的信任与合作、家庭间的和谐与安宁，以及社会的发展起到重要作用。

三、礼仪的原则

1. 遵守原则　在社会交往中，礼仪作为约定俗成的行为习惯规范着每位参与者的言行，任何人无论职位高低、财富多少都有自觉遵守礼仪的义务。

2. 自律原则　礼仪是在社会交往中自然形成的公共规则，是依靠自我约束、自我控制、自我反省来实现的。每个人在社会活动中都应严格约束自己的言行，自觉遵循礼仪规范，严于律己，以礼待人，人与人之间才能和谐顺利地交往。

3. 敬人原则　在人际交往中尊敬是相互的，只有尊敬他人，才能赢得他人的尊敬。尊敬他人就是要求交往双方互尊互敬，相互谦让，和谐相处，友好相待。

4. 宽容原则　与人交往过程中应做到严于律己、宽以待人，不应求全责备、斤斤计较。在人际交往中，每个人的文化程度、思想品格、认识问题的水平都存在着差异，不能按照一个标准去要求所有人，要做到宽容豁达，体谅他人。

5. 平等原则　对待交往对象应以诚相待、一视同仁，不应因财富、身份、地位不同或与自己关系的亲疏而厚此薄彼、区别对待。

6. 从俗原则　在礼仪交往中会出现由于国情、民族、文化背景的不同而产生的风俗习惯及礼仪规范的差异，对于这一客观事实的存在，在交往中应做到入乡随俗，切勿自以为是，指责他人，更不能随意否定他人的风俗习惯。

7. 真诚原则　真诚是一个人外在行为与内在道德的统一，是人际交往中的基本态度。真诚原则是指在与人交往的过程中要做到诚实守信、言行一致、表里如一。

8. 适度原则　做任何事情都要讲究适度得体，在人际交往中应注意掌握礼仪规范，把握分寸、适度得体。既要做到友好诚挚，又不能虚伪客套；既要大方热情，又不能轻浮谄媚；既要真诚坦率，又不能言过其实；既要尊重习俗，又不能无礼粗俗。

第 2 节　护理礼仪概述

案例 2-2

护理专业学生小欣在入学教育期间和同学们一起来到医院参观学习，跟小欣同一学校的优秀毕业生刘护士长对护理工作进行了宣讲。通过参观学习小欣认识到一名优秀的护理工作者不仅要技术过硬，还要知礼仪、懂礼仪，将护理礼仪应用于临床护理工作，这样才能成为一名优秀的白衣天使。那么如何培养良好的礼仪修养，小欣又应该如何去做呢？

问题：护理礼仪修养的培养方法有哪些？

一、护理礼仪的概念

护理礼仪属于职业礼仪范畴，是护理专业的行为规范，是指护理工作者在进行护理工作及医护相关的健康服务等活动中，所形成的并被公众认可的行为规范和行业准则。护理礼仪来源于护理工作实践，它既是护理工作者气质修养的综合反映，同时也是护理工作者职业道德的具体表现。

二、护理礼仪的作用和特征

（一）护理礼仪的作用

1. 有助于护士个人形象的塑造　护理礼仪有助于提升护理工作者个人形象，是其素质修养、行为气质的综合反映，护理工作者良好的职业形象影响着患者对医疗服务的信任。护士通过护理礼仪强化护理行为效果，在细微处满足患者心理需求，促进患者康复，从而塑造良好的护士形象。

2. 有助于职业形象的塑造　护理工作者的个人形象不只代表个人，同时也代表所在行业的形象。护理礼仪是护理岗位的职业要求，是树立护理职业形象、促进护理事业不断发展的重要条件。运用好职业礼仪，将有助于提高医疗卫生行业在社会公众心目中的地位和声誉。

3. 有助于密切护患关系　护理工作者良好的职业形象会对所服务对象产生直接或间接的影响，从而影响护理工作效果。在接待患者时，护理工作者端庄的仪表、得体的言语、文雅的举止、规范的操作会给患者留下良好的印象，使患者得到心理上的满足和慰藉，从而密切护患关系。

（二）护理礼仪的特征

1. 规范性　礼仪的规范是指人们在社会交往活动中应遵循的行为规范。护理礼仪是护理工作者必须遵守的职业行为规范，其行为举止、待人接物同样需要遵循相关的行业规范及标准，如工作时规范护士着装，这也是礼仪规范性的具体体现。

2. 强制性　护理工作者提供的护理服务，是在基于法律、规章、守则和制度基础上，严格遵循完整的专业技术操作完成的护理服务，对护理人员具有一定的约束力和强制性。

3. 综合性　在护理活动中，护理礼仪是一种专业文化，是研究护士服务艺术的学科，是人文与专业的结合，是综合性的应用学科，是人文科学的重要组成部分。它汇集了礼仪、形体训练、临床实例等有关知识，是护理服务科学性与艺术性的统一。它应现代社会发展的需求而产生，是伦理与美学的结合，既可体现护士的科学态度，又可体现护士的人文精神和文化修养。

4. 适应性　在护理工作中，护理工作者面对的服务对象在年龄、性别、信仰、风俗、文化素养等方面各不相同，需要护士在护理工作中具备较强的适应能力；同时要应对不同情境的差异。

5. 可行性　护理礼仪要运用于护理实践中，因此制订的行为规范与准则既要注重礼仪规范，又要符合实际需要，这样才能得到患者和护士的认可与肯定。

三、护理礼仪修养培养的意义和方法

（一）护理礼仪修养培养的意义

1. 塑造良好的职业形象，提高护理质量　随着社会的发展，人们对健康的重视程度及对医疗服务质量的要求越来越高，通过加强护理礼仪的培养，树立护理工作者的责任心和自信心，可以减少差错事故的发生。护理工作者以亲切的语言、端庄的仪表、和蔼的态度，创造了一个温馨、健康向上的医疗环境，提升了患者战胜疾病的信心和勇气，强化了护理行为效果，塑造了良好的职业形象，促进了护理质量的提高。

2. 增进护患关系，营造和谐环境　医护工作者通过互相配合共同完成对疾病的治疗，以促进患者康复为最终目标。在护理工作中护理人员的言谈举止、仪容仪表都可能直接或间接地对患者产生影响，护理人员在工作中规范的行为、良好的态度，能赢得患者的信任，使患者在心理上得到安慰。将护理礼仪融入实际的临床工作当中，护理礼仪有利于提高护理人员整体素质，构建和谐的护患关系，营造和谐的医疗环境。

（二）护理礼仪修养培养的方法

1. 增强道德品质修养　道德品质是品德或德行的统称，它是社会道德的具体体现。一个人的道德品质和礼仪修养有着密切的联系，二者具有相辅相成的统一性。礼仪修养从广义上说就是一种道德行为，时刻体现着道德精神；礼仪修养的培养应以良好的道德品质为基础，坚持礼仪修养的教学实践，提升整体素质。

2. 提升文化知识素质　提升礼仪素养首先要知道礼仪学不仅是动作的学习、姿势的训练及语言的规范，而是要正确认识礼仪学是一门综合性的学科，它与传播学、美学、公共关系学、社会学、民俗学等许多学科有着密切的联系，只有具备广博的文化知识，才能深刻体会和理解礼仪的原则和规范。只有具备较高的文化素养，才能将礼仪在不同场合的应用融会贯通。因此，要提高自己的礼仪修养，必须有意识地广泛学习多种学科的文化知识，提升综合素养的同时，深刻理解护理礼仪的原则和规范。

3. 自觉积累礼仪知识　礼仪是人际交往活动中的一种行为模式。学习护理礼仪首先要掌握护理礼仪的知识和规范，时刻以护理礼仪的职业规范来要求自己，使自己的思想、意识、行为在实践中与护理礼仪的要求保持一致。这种一致必须通过长期知识积累及自觉训练，逐步形成习惯，并应用于护理工作实践。礼仪修养的培养是礼仪知识的积累过程，是不良行为习惯纠

第 2 章 礼仪与护理礼仪

正的过程,通过不断学习、积累、训练,将礼仪规范融入自身,成为习惯,从而将护理工作水平提升到新高度。

4. 加强护理礼仪实践 学习护理礼仪知识,不仅是理论上的学习,最终目的是把所学知识和规范运用到护理工作实践中(图2-1)。护理礼仪修养既要训练又要培养,学习护理礼仪同样要反躬自省,及时发现自己的不足并不断改进、持之以恒。在护理实践中严格以礼仪的准则来规范自己的言行,将学习护理礼仪真正地变为个人的自觉行为和习惯,同时要注意理论联系实际,将自己学到的护理礼仪知识应用于多元的护理实践中。

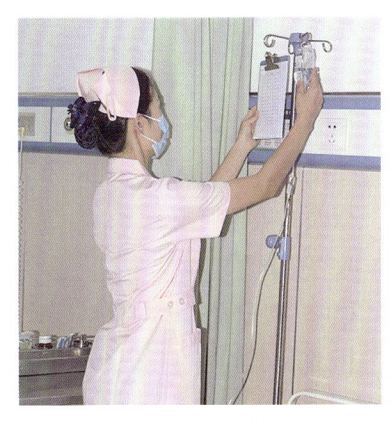

图 2-1 检查核对

医者仁心

第46届南丁格尔奖章获得者李秀华——护理事业前行的"提灯人"

李秀华,第二十五届、第二十六届中华护理学会理事长,第46届南丁格尔奖章获得者。她是抗击严重急性呼吸综合征(SARS,又称非典)战役中的铁血巾帼。2003年春,时任中日友好医院护理部主任的李秀华带着她的同伴连续奋战100多个日夜,精心护理近200名SARS危急重症患者,帮他们摆脱疾病。2008年汶川地震发生后,她为灾区培训基层护士骨干,筹备成立灾害护理专业委员会,开展救援医学护理师资培训,点燃了我国灾害护理学培训的"星星之火",她是中国灾害护理学的奠基人。她始终将南丁格尔精神作为自己的职业信仰,无论在临床护理工作中,还是在突发公共卫生事件的医疗救护中,她时刻用生命守护患者健康,彰显了护理工作者的勇敢、善良和无私奉献的精神。

自 测 题

一、选择题

A1型题

1. 礼仪的范畴不包括(   )
   A. 礼貌　　　　　　　B. 礼节
   C. 礼数　　　　　　　D. 仪式
   E. 仪表

2. 下列哪项不属于礼仪的原则(   )
   A. 遵守原则　　　　　B. 平等原则
   C. 自律原则　　　　　D. 自爱原则
   E. 真诚原则

3. 尊重患者,一视同仁,平等原则体现在(   )
   A. 宽容一切,全面服务

   B. 根据不同的习惯选择不同的方式
   C. 热爱事业,遵纪守法
   D. 言语谨慎,端庄可信
   E. 以诚相待,一视同仁

4. 下列哪项不属于护理礼仪的特征(   )
   A. 综合性　　　　　　B. 宽容性
   C. 强制性　　　　　　D. 适应性
   E. 规范性

5. "十里不同风,百里不同俗"这句话反映的是礼仪的(   )
   A. 差异性　　　　　　B. 变异性
   C. 规律性　　　　　　D. 操作性

E. 时代性

A2 型题

6. 患者，女，56 岁，乳腺癌晚期，对家属照顾心存不满，经常无故发怒，在这种情况下护士应遵循的护理原则是（　　）

 A. 宽容原则　　　　　　B. 从俗原则
 C. 自律原则　　　　　　D. 遵守原则
 E. 真诚原则

7. 护士张欣在工作期间对待年龄、身份、文化程度不高的患者始终都能做到尽职尽责、一视同仁，张欣遵循的护理原则是（　　）

 A. 敬人原则　　　　　　B. 宽容原则
 C. 自律原则　　　　　　D. 平等原则
 E. 遵守原则

8. 患者李某，男，75 岁，农民；患者王某，男，70 岁，大学教授。护士张欣在工作中，分别称呼他们为"李大爷""王教授"，这体现了护理礼仪的（　　）

 A. 适应性　　　　　　　B. 综合性
 C. 强制性　　　　　　　D. 可行性
 E. 规范性

9. 张欣在导诊工作期间始终保持着标准的站姿，耐心向前来咨询的患者解答问题，这体现了护理礼仪的哪项特征（　　）

 A. 适应性　　　　　　　B. 综合性
 C. 强制性　　　　　　　D. 可行性
 E. 规范性

10. 学生小娜在护理实训课上歪戴帽子、口罩戴在下颌，被老师批评。这件事告诉我们实习实训期间一样要注意（　　）

 A. 礼貌　　　　　　　　B. 礼节
 C. 仪式　　　　　　　　D. 仪表
 E. 形式

二、简答题

1. 礼仪的原则有哪些？
2. 护理礼仪的特征是什么？

（章　颖）

第3章 护士仪容礼仪

仪容，一般是指人的外貌或容貌。仪容礼仪是一种文化和修养，也是一种无声的语言。护士仪容是传达给患者感官最直接、最生动的第一信息，影响着患者对护士乃至医院的整体评价，影响着护理人员的整体形象与职业形象。因此，护士应该按照礼仪的标准进行仪容的修饰。

第1节 自然仪容

案例 3-1

小欣发现护理专业的老师上课前都会对自己的仪容仪表进行认真的整理，化淡妆，将长发盘起，穿上整洁的护士服、护士鞋，戴上护士帽，然后面带笑容地讲课，同学们都非常喜欢。

问题：为什么同学们都喜欢护理专业的老师？

仪容的自然美一般是指个人相貌先天条件好，天生丽质。这种仪容美是先天的，与遗传因素有关，但并不是一定要长得漂亮的人才具备，只要五官端正、举止端庄就具备了仪容的自然美。

头面仪容是个体仪容的焦点，是指由面容、发式构成的外观容貌。在人际交往中，头面仪容对展示个人整体形象至关重要。护士在修饰头面仪容时，要遵循整洁简约、大方得体的基本原则。无论长相多好，服饰多华贵，若满脸污垢、浑身异味，必然会破坏一个人的美感。因此，护士要养成良好的卫生习惯，做到勤洗脸、勤刷牙、勤洗头、勤洗澡、勤更衣，经常清除眼角、耳、鼻等处的分泌物。

一、护士头发礼仪

头发为人体之冠，是容貌美的重要组成部分。健康亮泽的头发是容貌美的特征，也是人们装扮修饰的重点。干净整洁的头发和得体的发型是社交礼仪中交往者最基本的形象，在某种程度上反映了人们的审美品位、文化素养等。护理工作对护士的头发礼仪有着严格的要求。

（一）梳洗护理

梳洗是头发仪容修饰的方法之一，可促进头皮的血液循环，调理发质。护理人员的头发要经常清洗，保持清洁，不得有油腻、头皮屑或异味；要经常梳理，梳头时要留意上衣和肩背上是否有头皮屑和脱落的头发，但要注意不要在公共场合梳理头发；头发要定期修剪和护理，在日常生活中注意养护，免受不良的刺激，预防出现头发干燥、分叉、变色、脱落等现象。

（二）发型得体

发型应以美观、大方、整洁、实用为美，注意与发质、脸型、体型、年龄、服饰等搭配。年长者，适宜简洁的短发，能给人以稳重、亲切、精神、利索的感觉；长发者，应盘低的发髻，能给人以高贵、典雅而又温婉的印象；圆脸者，可将头顶头发梳高，这样会使脸部显得长一些；体型矮胖者，可选择有层次的短发，露出颈部，以给人一种增加高度的感觉。

（三）长短适中

护理人员的发型不应过分追求时尚前卫，长度适中即可。男护士应注意前发不附额，侧发不掩耳，后发不及领。女护士应注意头发前不过眉，后不过领，侧不过耳；中长的头发以刘海不挡住眉、眼，后不超过领线为宜，否则应挽起或用网套兜住；若是短发，侧发不要超过耳下3cm，自然后梳，需要时可用同色发卡固定（图3-1～图3-4）。

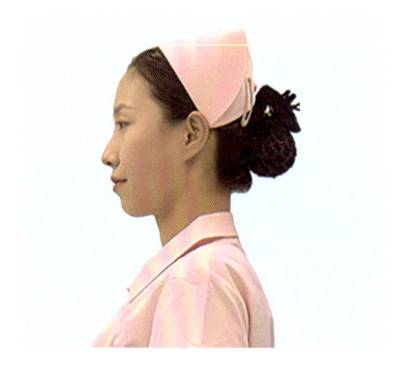

图3-1　女护士长发发式整理（侧面）　　图3-2　女护士短发发式整理（侧面）

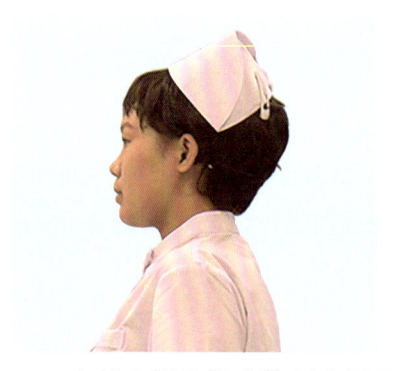

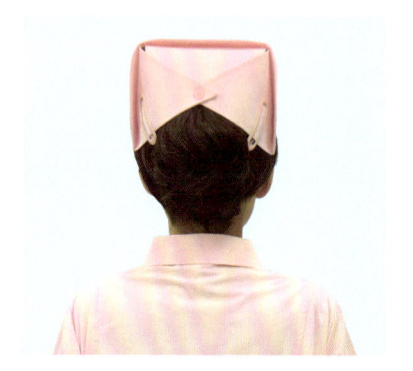

图3-3　女护士短发发式整理（后面）　　图3-4　男护士发式整理（正面）

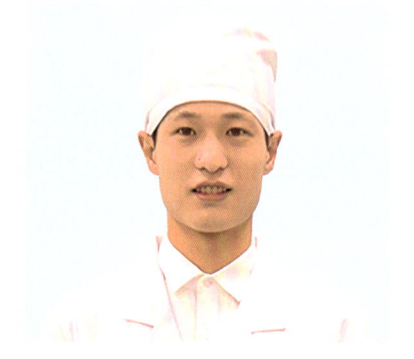

（四）发饰端庄素雅

护理人员工作时，原则上不宜佩戴颜色艳丽的发饰、发网，应选用端庄素雅的发饰。

考点　护士头发长短适中

二、护士面容礼仪

（一）面、颈部保养

面部应经常清洗，保持清洁卫生，注意润肤保护，保证睡眠充足，放松身心，保证面部皮肤健康。颈部属于面容的延伸部分，应同面部一起清洗、保养，防止颈部皮肤过早老化而与面部皮肤产生较大的反差。

（二）眼部

眼睛是与他人注视最多的地方，应首先注意保洁，及时清除眼部的分泌物，眉毛可根据自身特点做必要的修饰，使之适合自己的面容。佩戴眼镜的护理人员要注意保持眼镜的清洁、美观、舒适、安全。

（三）耳部

耳朵及耳后皮肤应该经常清洗；公共场合不要随意掏耳朵，以免失敬于人；根据场合不同，合理佩戴耳饰，但护理工作中不宜佩戴耳饰。

（四）鼻部

鼻子位于面部中央，对整个面容修饰起非常重要的作用。社交场合中，应保持鼻腔清洁，不让异物堵塞鼻孔；应及时修剪鼻毛，但不要当众清理；避免当众擤鼻涕、挖鼻孔等不雅动作。

（五）口部

口部应做到"三无"，即无异物、无异味、无异响。①无异物，即每天晨起、睡前、饭后漱口刷牙，去除口腔异物以保护牙齿；②无异味，即上班前应不吃葱、蒜、韭菜、榴莲、臭豆腐等味道较重的食品，如果已经食用，可咀嚼茶叶或口香糖以消除异味，若因健康问题，口腔有异味，应及时就医诊治；③无异响，即在公众场合，除谈笑声外，像大声咳嗽、清嗓等不雅之声，应尽量避免。若无特殊宗教信仰和民族习惯，原则上男士最好不要蓄须，并应及时修须。

三、护士身体修饰

肢体是礼仪的载体，是礼仪活动中的重要组成部分，肢体的修饰也同样不可忽视。

（一）臂手修饰

1. 手部的清洁和修饰

（1）洗涤　护理人员在护理患者前后必须洗手（图3-5），以防止交叉感染、维护患者健康及护理人员的形象。

（2）护手　除了要养成勤洗手的习惯外，还要保护好皮肤，及时涂抹护手霜。若有皮肤病不仅要及时治疗，而且要尽量避免与他人接触。

（3）指甲　护士不允许留长指甲，指甲也不要过于修饰，并且禁止涂指甲油。

2. 肩臂的修饰　腋下属于个人隐私，被人看到会很失礼。因此，护士不宜穿无袖装工作，这是修饰肩臂最重要的一点。此外，如果手臂有缺陷，如有恐怖的瘢痕，则不宜穿着短袖工作服，应着长袖工作服。腋下的异味会毁掉护士的良好形象，应勤擦洗，以免引起患者的反感和不良反应。

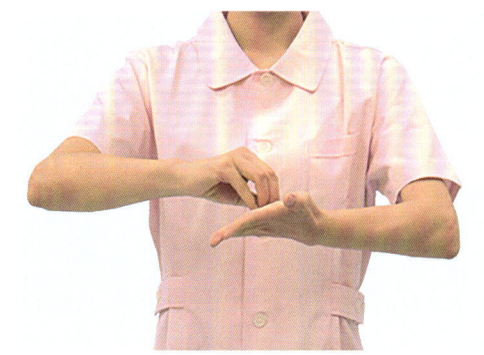

图3-5　洗手

（二）腿脚修饰

在人际交往中，修饰仪容时，腿脚的修饰也必须引起重视。腿脚修饰应当注意以下两点。

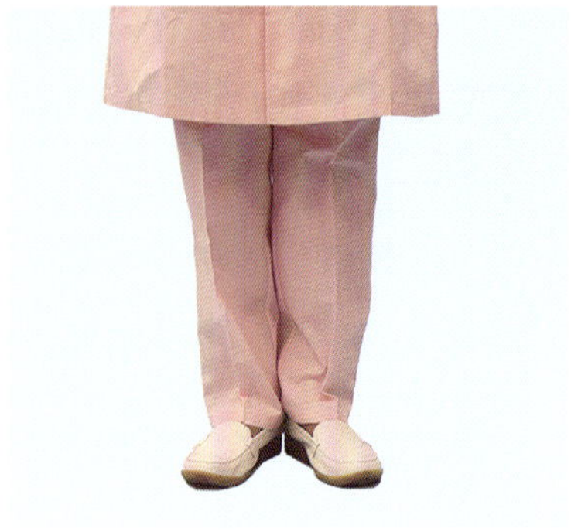

1. 保持清洁　护士工作时，脚部运动最多，也最容易出汗。所以，为保持脚部的卫生，每天要勤洗脚、勤换鞋和袜子。

2. 严禁裸露　正式场合，男士不应暴露腿部，即不宜穿短裤。女士可以穿长裤、裙子，不能穿短裤或过于暴露的超短裙。女士在穿裙装时裙长应过膝，同时配以肉色或浅色的袜子，但袜口不能露在裙摆之外。护士上班时，应穿规定的护士鞋，不应穿人字拖、凉鞋、镂空鞋等（图 3-6）。

图 3-6　护士腿脚修饰

第 2 节　妆饰仪容

案例 3-2

小欣跟随老师去参观高年级学生上实训课，发现学生们在上实训课之前都会先整理一下自己的妆容和面部表情，先微笑，再敲门进入模拟病房，认真核对患者。

问题：护生的行为主要体现了哪种工作精神？

仪容的修饰美是指依照规范与个人的先天条件，对仪容进行必要的修饰，扬长避短，设计、塑造出美好的个人形象。护士在工作场合应当淡妆上岗，恰当的妆面能够扬长避短，体现优雅，增加个人魅力。护士的妆容属于职业妆的范畴，妆面应因人而异，既要美观大方、整体协调，又要自然真实、适宜得体（图 3-7）。

一、化妆的原则

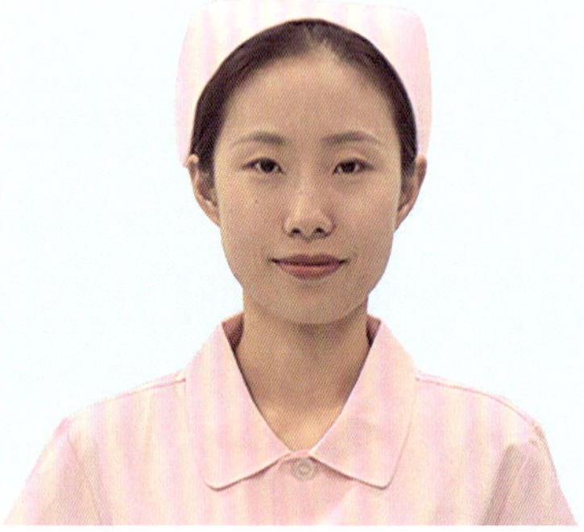

（一）适度修饰

化妆的目的是衬托容貌，提升整体形象。因此，在化妆时要根据个人的面部特点，适度矫正、修饰得当，使人在化妆后扬长避短，弥补自身的缺陷和不足，并在视觉上把自身较美的方面展露、衬托和强调出来，使形象得以美化。

图 3-7　护士妆面效果

（二）淡雅自然

护士的妆面应以表现健康为主，整体给人的感觉应是整洁、大方、优雅、自然，切忌浓妆艳抹。化妆的最高境界是"自然而然"，好似天然生成。

（三）得体协调

人们对仪容的认识和关注，不仅仅是洁净的皮肤、端正的五官、优美的线条、精美的饰物，而是多方面因素的和谐统一，避免过分突出某一部分，而破坏整体的和谐。因此，化妆时要讲究个性、身份、场合得体适宜，以体现出自己独特的气质。

二、化妆的步骤

（一）束发
将头发向后梳拢，散发会影响化妆。

（二）洁面护肤
用温水洗净面部与颈部，涂抹能改善并保护皮肤的护肤品，如爽肤水、乳液、面霜等。

（三）涂粉底
选用与自己肤色接近的粉底霜或粉饼，从内到外、由上至下细致涂抹，做到厚薄均匀，不宜过厚，同时避免遗漏鼻翼、眼皮和颈部位置。

（四）画眉
选择与眉毛颜色接近的眉笔，顺着眉毛的生长方向，描画出合适的眉形。掌握"从粗到细、从浓到淡"的原则，眉头最粗，颜色最淡；眉峰最高，颜色最深；眉尾最细。整个眉毛线条要流畅，左右要对称。

（五）眼部修饰
护士的眼部化妆要尽量简洁自然，不应浓妆艳抹、过度修饰。眼影颜色尽量选择自然、浅淡或柔和的色系。涂抹时，使用眼影刷，沿睫毛根部向上涂抹，体现出由深到浅的晕染效果。眼线以不画为宜，或者仅仅沿着睫毛根部画出纤细的上眼线即可，避免过长过宽的眼线。睫毛的修饰以略微涂抹睫毛膏为宜，工作场合不应使用假睫毛。

（六）晕染腮红
选择合适的腮红颜色，用腮红刷蘸取适量腮红，根据脸型适量晕染。长脸型的人从颧骨向发际线横向晕染，宽脸型的人从颧骨向发际线斜向晕染。

（七）涂唇膏
根据眼影颜色及腮红颜色选择与之搭配的唇膏颜色，用唇刷均匀地涂抹整个唇部，注意轮廓突出，左右对称。

（八）整体修饰
化完妆后，与镜子保持 1m 左右的距离，观察妆面的整体效果，检查妆面颜色是否搭配恰当，左右面部妆容是否对称、过渡是否自然，整体发型、妆容、服饰是否协调，对不完善之处进行修补，从而使化妆效果更加完美。

> **链接**
>
> **快速化妆的方法**
>
> ①基础护肤：清洁面部后用爽肤水、乳液和保湿霜对脸部进行基础的保湿；②隔离定妆：选用妆前乳、隔离、粉底、散粉等保护皮肤，调整肤色，整改瑕疵；③画眉染唇：勾勒眉形，薄涂口红，提升整体精气神。

三、化妆的禁忌

（一）禁忌当众化妆
不宜在公众场合化妆，既有碍于人，也不尊重自己。例如，因出汗或用餐等原因妆容出现残缺，应及时避人补妆。

（二）禁忌技法错误

化妆是一门技术，如果不熟悉化妆的方法，会使化妆起到相反的效果。例如，画眉要突出眉头、眉峰、眉尾的位置，画出眉毛的立体感、自然感。

（三）禁忌离奇出众

化妆的目的是使自己变得更加美丽漂亮，应避免追求新奇的妆容、过浓的艳妆，要遵循化妆的原则。

（四）禁忌借用他人化妆品

化妆者应随身携带补妆的化妆品，应避免借用他人化妆品，既不卫生，也不礼貌。

（五）禁忌评论他人的化妆

化妆是一种私人行为，化妆各有不同的习惯和风格，禁忌对他人的化妆加以评论或非议。

（六）禁忌不卸妆

化妆品对皮肤有一定程度的损害，临睡前要用卸妆液或洁面乳洗脸卸妆，然后用温水冲净擦干。

第3节 表情仪容

案例 3-3

小欣进行实训练习时，发现同学小李在与标准化患者交流时尽量保持平视，并且面带微笑地看着对方，适时地给予反馈。小李的入院评估收集的资料是最全面的。

问题：为什么小李收集的资料会最全面？

目光和笑容是构成表情的主要因素，表情是人的思想感情和内在情绪的外露，是护士与患者相互交流的重要途径之一。护士面部表情应体现自信、亲切、沉稳的特征，给患者以安全可信赖感，使患者感受到情感的美好，有利于建立良好的护患关系。

一、护士的目光

眼睛是心灵的窗户，目光是面部表情的核心。在各种感觉器官接收的信息总量里，眼睛接收的信息占绝大部分。一双眼睛能传达喜、怒、哀、乐等不同的情感，是其他举止无法比拟的，护士与患者进行交流时，目光的交流总是处于最重要的位置。交流过程中，护士要不断地运用目光表达自己的意愿、情感，还要适当地观察患者的目光（图3-8）。

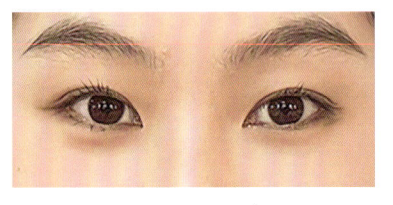

图 3-8 目光

（一）注视部位

护士在与患者进行交往时，其目光注视的部位往往与双方距离的远近及工作内容有关。在接待患者或与患者交谈时，可将对方的整个面部作为注视区域，并避免目光长时间停留在一处。在对患者进行护理操作中，可将病变部位、护理部位作为注视区域。双方相距较远时，要以对方的全身作为注视点。一般情况下，头顶、胸部、裆部与腿部不应成为注视点。

（二）注视角度

护士工作中需要根据不同的场景而采取不同的注视角度，具体有平视、俯视、仰视、侧视。平视，注视对方时视线呈水平状态，以示尊重。俯视，低头向下注视他人或部位，护士在为卧床患者进行各项操作时常用。仰视，注视对方时，本人所处位置低于对方，需要抬头向上仰望对方，表示重视、信任和期待。侧视是正视的一种特殊情况，护士居于他人一侧时，应转头面向对方，平视对方。

（三）注视时间

注视的时间不同，代表的意义也不同。表示友好时，注视对方的时间应占全部相处时间的 1/3 以上；表示重视对方，如听取报告、请教问题或护士为患者进行入院评估时，注视对方的时间应占全部相处时间的 2/3 左右；注视时间不到相处时间的 1/3 时，表示轻视或不感兴趣；若注视对方的时间超过了全部相处时间的 2/3，表示对对方产生了敌意或产生了兴趣。

（四）注视方式

在社交场合注视他人有多种方式。最常见的：①直视，直接注视交往对象，表示认真、尊重，适用于各种场景；②凝视，是直视的一种特殊情况，表示专注、恭敬，全神贯注地进行注视。还有一些不礼貌的注视方式，如斜视、扫视、无视、虚视等。护理人员与患者交往中，直视和凝视最常用。

（五）注视对象

注视对象不同，目光中流露的情感应随之变化。护理人员要学会运用注视的变化表达不同的情感，促进医患关系的和谐。例如，①当患者出现焦虑情绪时，护理人员用温柔体贴的目光给予安慰；②当患者对治疗失去信心时，护理人员用坚定信任的目光给予鼓励；③当患者病情出现变化时，护理人员用真诚的目光给予关切；④对待康复的患者，护理人员的目光应热情洋溢，以示祝贺；⑤对待去世患者的家属，护理人员的目光应忧伤沉痛，以示同情、哀伤。

（六）注视平衡

护理人员与多个患者同时交谈时，要不时地环视在场的所有人员，不能把目光只停留在某个人的身上，而忽略了其他人，避免让其他人有被冷落或轻视的感觉。

此外，护理人员在正确运用目光的同时，还要时刻观察对方目光的含义，分析其内心活动和意向，及时调整自己的目光、表情和谈话内容，以便顺利开展工作。

考点 护士的目光

二、护士的微笑

人最美的表情是什么？是笑容。它是人际交往中的一种润滑剂，自然真诚的微笑具有多

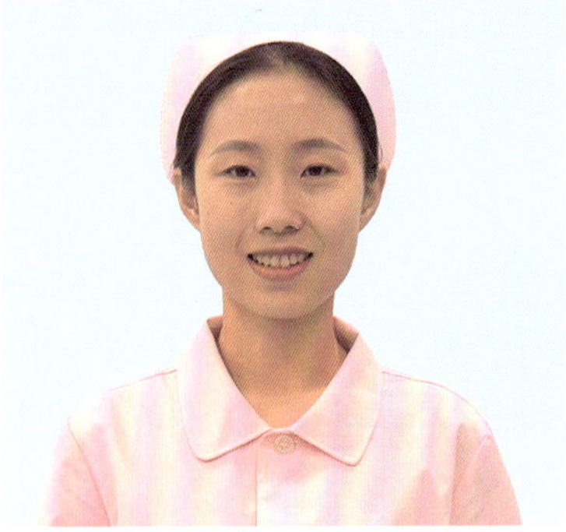

方面的魅力，它虽然无声，却可以表达出高兴、同意、赞许、同情等许多信息。微笑是护理优质服务不可缺少的重要内容，可以展示出护士心境良好、充满自信、真诚友善、爱岗敬业等品质（图3-9）。

图3-9　护士微笑

（一）微笑的基本特征

1. 微笑的口诀　两颊上提，嘴角扬起。
2. 微笑具体要求　表情轻松愉快，面露喜悦之色；目光应柔和发亮，双眼略微睁大，眉位提高，眉头舒展自然，眉毛微微上扬；嘴角两侧面颊上的肌肉收缩，并稍微提升拉高，使面部肌肉看上去显露笑意。唇形稍微弯曲，嘴角上提，避免笑出声来。

（二）微笑的作用

护士的微笑会给患者带来温暖和希望，从而增添患者战胜疾病的勇气和信心。护士在工作中若能从微笑开始，以微笑结束，必然会使患者感到自然放松，加深理解，缓解紧张，进而消除误会、疑虑和不安。

1. 传情达意　护士的微笑能为患者创造出一种轻松的氛围。从心理角度来看，护士的微笑是积极、乐观的一种表情，可以感染患者的情绪，让患者体验微笑服务；可以让患者产生愉快的心境，感悟温馨，创造出一种和谐融洽的病房气氛，在一定程度上驱散患者的烦恼和忧郁。

2. 改善关系　从护患关系来看，微笑可消除护患双方隔阂。在通常情况下，当护士与患者产生分歧时，若能以微笑面对患者，往往可以消除误会，用文明的方式解决矛盾。从护理的效果来看，微笑是护患交往中的催化剂。护士在工作中若能做到从微笑开始，全程微笑护理，以微笑结束，必然会获得患者的肯定，从而得到良好的护理效果。

3. 优化形象　微笑是最好的"化妆品"。微笑是心理健康、精神愉快的标志。微笑可以美化护士的形象，体现护士良好的职业素养。

4. 促进沟通　护士的微笑可以缩短护患之间的心理距离，缓解患者的紧张、疑虑和不安心理，使患者感受到尊重、理解、温馨和友爱，同时也能赢得患者的信任和支持，从而愿意与护士沟通交流。

（三）微笑的注意事项

1. 微笑要自然真诚　护士的微笑应当"发乎情，出乎心"，护士只有运用真诚的微笑，才会让患者和家属感受到信任与尊重，才能建立和谐的护患关系。

2. 微笑要统一协调　从直观上看就是用眼、鼻、口、牙齿及面部肌肉和声音所进行的协调动作，因此，在笑的时候，要使各个部位运动和谐到位，否则就会出现失真、毫无诚意、毫无美感的"笑"。

3. 微笑要注意适度　任何事情都有"度"，应当善于把握而不能随意滥用。微笑要符合场合与环境，符合当时情境下人的心态，恰当地用微笑表达感情。

考点　护士的微笑

自测题

一、选择题

A1 型题

1. 你认为下列哪种护发方法不得当（   ）
   A. 适宜清洗头发，保持头发清洁
   B. 洗发时水温不宜过高，应在40℃左右
   C. 任之飘摇
   D. 注意补充营养，食用美发的食物
   E. 勤梳理

2. 化妆的禁忌有哪些（   ）
   A. 当众化妆　　　B. 妆面残缺
   C. 借用化妆品　　D. 评论他人化妆
   E. 以上都对

3. 从交际功能的角度来看，（   ）是全身接受非语言交际行为最重要的组成部分。
   A. 目光　　　　　B. 上肢
   C. 下肢　　　　　D. 肢体动作
   E. 腿

4. 护士洗手的目的是（   ）
   A. 预防交叉感染　B. 美观
   C. 舒适　　　　　D. 保暖
   E. 美白

5. 在临床护理中，护理人员最受欢迎的笑是（   ）
   A. 轻笑　　　　　B. 浅笑
   C. 微笑　　　　　D. 含笑
   E. 大笑

A2 型题

6. 护士小王在与患者沟通时，目光注视的部位为（   ）
   A. 病变部位　　　B. 脸、眼
   C. 随意　　　　　D. 腿
   E. 脚

7. 护士在为患者换药时，目光注视的部位为（   ）
   A. 病变部位　　　B. 脸
   C. 眼　　　　　　D. 腿
   E. 脚

8. 护士小张与患者沟通，当注视对方的时间占全部相处时间1/3左右，你认为这时表示的是（   ）
   A. 友好　　　　　B. 重视
   C. 轻视　　　　　D. 敌意
   E. 兴趣

9. 护士小王上班前化妆，应遵守的原则有哪些（   ）
   A. 美观靓丽　　　B. 真实自然
   C. 适宜得体　　　D. 整体协调
   E. 以上都对

10. 护士小王在护理患者时常常微笑，以下哪项不妥（   ）
    A. 掌握要领　　　B. 自然真诚
    C. 统一协调　　　D. 注意适度
    E. 随时微笑

二、简答题

1. 护士头发礼仪要求有哪些？
2. 护士目光礼仪需要注意哪些问题？

（刘秀敏）

第4章
护士服饰礼仪

服饰是一种文化，它可以反映一个民族的文化素养、精神面貌和物质文明的发展程度。服饰又是一种"语言"，它能反映出一个人的社会地位、文化修养、审美情趣，也能表现出一个人对自己、对他人、对生活的态度。

服饰礼仪是人们在交往过程中为了表示相互尊重与友好，在服饰上的一种行为规范。在临床工作中，规范的着装能充分显示出护士饱满的精神面貌和积极向上的职业素养。

第1节　护士服饰礼仪的基本原则

案例 4-1

小欣穿着一条短裙，佩戴着手链和大耳环，并穿着人字拖走进教室，引起了其他同学的关注和议论。老师对小欣进行了批评教育。小欣经过批评教育后也意识到自己的穿着问题。

问题：1. 小欣的着装有什么不妥之处？
　　　2. 如果你是她，会如何着装？

服饰，即一个人的衣着和装饰，是仪表组成中非常重要的一部分。服饰不仅可以展现出人们的教养与品位，还具有反映社会分工，体现地位、身份差异的社会性功能。

一、日常着装原则

着装是人们审美的一个重要方面，同样的服装，穿在不同人的身上，给人的感觉有时候会截然不同，因此，应根据自己的年龄、性格、职业、爱好、体型特征等选择着装，扬长避短、突出特色，以达到通过着装更好地展现自我的目的。通常情况下，着装需要遵循以下基本原则。

（一）TPO 原则

TPO 原则是目前国际认可并在各个国家通用的规范，明确地阐述了服装与着装环境的关系。T（time）是指时间，P（place）是指地点，O（occasion）是指场合。含义是指衣着打扮要符合自己所处的时间、地点、场合，并要达到着装的目的。

1. Time（时间）原则　着装应符合昼夜、季节、时代的变化。

（1）符合昼夜的差异　即与昼夜时间变化相和谐，白天和晚上的着装应有所不同。

（2）符合季节的变化　即与季节交替相对应。夏天的服饰应以轻柔、简洁、凉爽为原则；冬天的服饰应以保暖、轻便为原则，既要避免臃肿不堪，也要避免因穿着过于单薄而冻得面色发青、嘴唇发绀而影响自身形象。

（3）富有时代的特征　即与时代发展同步，把握顺应时代的潮流和节奏，既不能太超前，也不能滞后。

2. Place（地点）原则　着装要做到"随境着衣"。在不同国家或不同地区，因地理位置、气候条件、风俗民情、经济发展情况等不同，着装也有所不同。另外，室内和室外的着装也会存在一些差异。

3. Occasion（场合）原则　着装要与场合、目的、角色相一致。人们在生活中因出席的场合不同、扮演的角色不同、目的不同，着装也应有所不同，如医护人员上班穿工作服，到礼堂观看表演穿便服，上舞台主持晚会穿礼服。

（二）适应性原则

着装要与个人年龄、性别、职业、肤色、体型相适应。年轻人应穿着活泼、色彩明快的服装，能充分体现其朝气和充满生机的青春靓丽之美；中老年人着装宜庄重、典雅、有品位，要展现出稳重和成熟之美；男性宜穿深色服装；肤色偏黄或白者宜穿暖色系，肤色较深者宜穿冷色系。着装切忌过于复杂、艳丽、珠光宝气，避免给人以肤浅之感。

（三）适度性原则

服装要有适度的色彩、适度的款式、适度的装饰。服装色彩不宜过于杂乱，在搭配时要遵循三色原则，符合审美和视觉要求。款式应简约大方，不宜穿奇装异服，也不宜过分地暴露。服装的装饰要简洁明快，与服装的流行元素相协调，切忌过分装饰或修饰。

（四）个体性原则

服装是个人修养、内心审美的一种外在表现，也是个性的一种完美体现。在不同的社交场合、地点，依据个人的审美选择能够充分展示自己品位，又不失文雅气质的着装，可充分体现个人的魅力。因此，着装时既要遵循原则，又不能掩盖自己的个性，应兼顾自身的特点，做到"量体裁衣"，保持自己独特的风格，以达到在人际交往中给人们留下美好印象的目的。

（五）整体性原则

服饰美是人体美的延伸，也是文明社会的产物。通过合体大方的服装可修饰或弥补身体的缺陷或不足。着装各部分要相互呼应、配合，服装的色系方面要协调；服装与鞋、袜子及配饰要相互协调；服饰要与季节及所处的环境相互协调，充分体现整体的完美与和谐。

（六）技巧性原则

不同的服装有不同的搭配和既定的穿法。因此，着装要注重搭配技巧，利用着装的技巧扬长避短；同时，利用好饰物，起到烘托、陪衬及美化作用。

> **考点**　日常着装原则

二、工作着装原则

大方得体、整齐清洁、便于工作的护士着装是对自己职业热爱、对患者尊重的具体表现。护士服的庄重、典雅，会使护士自然而然地产生一种职业的责任感、自豪感，充分展示出护士沉稳、平和、干练、敬业的职业风采，诠释着护士形象的美好与护理职业的崇高、圣洁和荣誉。护士上岗必须自觉穿工作装，包括护士服、护士帽、口罩、护士裤、护士鞋、袜子、发饰等。护士着装应当遵循统一、合体、呼应的原则。

（一）端庄大方，合体素雅

护士服是护士工作时的统一着装。在工作岗位上护士服既要端庄大方、简约合体、实用耐穿，又要线条流畅、格调素雅，充分展示护士白衣天使的形象。

（二）干净整洁，洁白无皱

护士服是为患者提供护理服务时的工作着装，本着对患者负责、对自己负责、对医院负责的态度，护士要保持其整洁干净、无污垢、无皱褶、无破损、无开线、无其他多余饰品，充分彰显个人的人格魅力，同时也彰显出医院的文化品位和规范管理。

（三）色彩协调，搭配统一

护士服的色彩宜淡雅、庄重、朴素、明快。服装的款式宜简洁，切忌烦琐、呆板。护士服与护士帽、护士鞋袜或护士裤要协调搭配，护士胸牌和护士挂表均应和护士服相互协调，起到修饰、点缀的效果。

> 考点 工作着装原则

林斯馨——第十三届中华护理学会理事长

林斯馨，1926年毕业于北京协和医学院护士学校。曾任北京协和医院护理部副主任，高级护理师，中华护理学会理事长。林斯馨女士在1928年举办的"第九届全国护士代表大会"上，首先提出统一全国护士服装的建议，推动了我国护士服装的统一，护士帽也被正式命名为"白色燕尾护士帽"，象征着圣洁的天使和职业的高尚。自此，每逢5月12日"国际护士节"，医院、护士学校都会举行护士授帽仪式。

三、着装的注意事项

着装既是一种技巧又是一门艺术。合乎礼仪的着装能够体现一个人的品位、修养。着装具有社会性，在日常生活中，应时刻关注自身的着装，使其符合礼仪要求。

（一）整洁

整洁是对着装的最基本的要求。在任何时间、任何场合下都应保持着装的整洁。整洁的着装能给人赏心悦目的感觉，同时也是对对方最基本的尊重。护士在临床护理活动中，着装可能会沾染上血迹或污渍，在各项抢救及治疗结束后应及时处理。

（二）文明

着装的文明性，主要是要求着装文明大方，符合社会的传统道德及文化习俗。在日常生活中应文明着装，以显示自己文明、高雅的气质，具体应做到以下几方面。

1. **忌穿过分裸露的服装** 身着正装时，不准外露胸部、腹部、腋下和大腿等部位。

2. **忌穿过透、过薄的服装** 若内衣、内裤及身体的敏感部位"透视"在外，令人一目了然，不但失礼，且有损自身形象。

3. **忌穿过短的服装** 不要在正式场合穿短裤、小背心、超短裙等服装，不但行动不便，而且也失敬于他人，令他人感到尴尬。

4. 忌穿过紧的服装　为了展示自己的身材而穿过于紧身的服装，一方面不利于健康，另一方面也会使自己内衣、内裤的轮廓隐约显现，很不雅观。

5. 忌穿过大的服装　过分肥大的服装，会显得松松垮垮，显得人也无精打采。

（三）避免误区

着装时，应尽量避免一些误区，如西装与旅游鞋搭配；男士衬衫下摆露出裤外；办公室里穿低胸装、无袖装；胸带、肩带和衬裙外露；袜口露于裙摆之下；穿着脱丝破洞的长筒袜等。

第 2 节　护士工作着装具体要求

案例 4-2

老师要求学生实训课课前穿好护士服，戴好护士帽。小欣毛衣的高领在护士服领外形成了一个花边，白色发卡固定于护士帽前，前额头发垂落遮住双眼，口罩也没有遮住鼻孔，引得同学们哄堂大笑。

问题：1. 小欣的着装问题出在哪里？
　　　2. 护理人员应遵守哪些服饰礼仪规范？

随着人们对医疗护理服务质量期望的提高，患者对医院的环境和护士的着装等各方面的要求也越来越高，护士的着装除了应遵守着装的基本原则外，还应体现护士工作的特点，适应特殊岗位工作的需要。

一、普通病房护士工作着装具体要求

根据服务对象的实际需要，医护人员必须注重仪表美，要将着装问题提高到维护个人形象、维护医院形象、维护国家形象的认识高度。护理人员工作时的衣着，应以整洁、庄重、大方、合体、方便工作为原则，与工作环境和谐统一。特别是护士的工作着装所体现的服饰美，是为护理工作的具体内容所服务的。因此，护士应以端庄的仪态、整洁的服饰，给患者留下良好的第一印象和美好的回忆，以便在今后的工作中得到患者更多的信任与配合。

（一）护士帽

护士帽是护士的职业象征，它无声地表达着护士的神圣使命，显示了护士特有的精神风貌，衬托出护士善良圣洁、充满自信的形象。护士帽常用的有两种：燕帽和圆帽。

1. 燕帽　它坚挺平整，两翼如飞燕状，所以又称为燕尾帽，它像一道圣洁的光环，衬托着护士崇高的使命。戴燕帽时，长发者应将头发盘于脑后，用发卡、网套或头花固定。短发不要超过耳下 3cm，否则也要盘起或使用网套。燕帽应轻巧地扣在头顶，戴正戴稳，帽子前沿距前额发际 4～5cm，选择与燕帽同色或白色的发卡将其固定于脑后，以低头、仰头时不落为宜（图 4-1、图 4-2）。

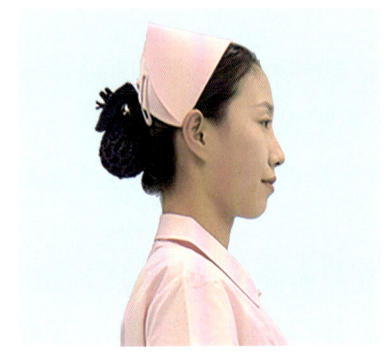

图 4-1　长发护士戴燕帽（侧面）　　图 4-2　长发护士戴燕帽（背面）

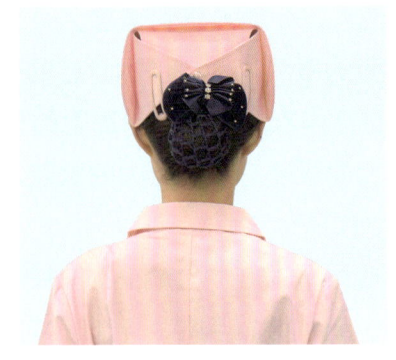

2. 圆帽　男护士及手术室、传染科和其他特殊科室的护士，为了无菌技术操作和保护性隔离的需要，工作时戴圆帽（图 4-3）。戴圆帽时，应将头发全部放在圆帽内，前不遮眉，后到发际，帽缝在后，边缘要整齐（图 4-4、图 4-5）。

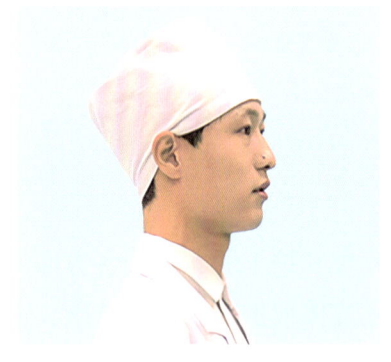

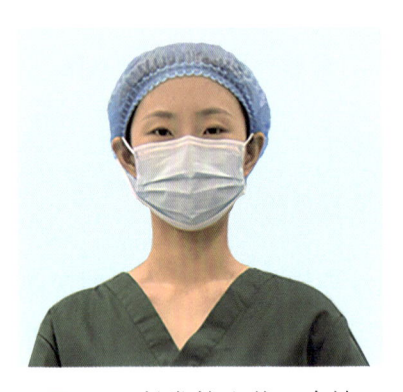

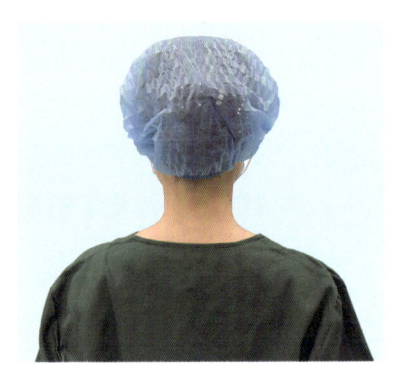

图 4-3　男护士戴圆帽（侧面）　　图 4-4　长发护士戴一次性圆帽（正面）　　图 4-5　长发护士戴一次性圆帽（背面）

（二）护士服

护士服是一种职业服饰，款式简洁、美观，穿着合体，方便护理操作，宜选用厚薄适中、平整透气、便于清洗和消毒的面料，有衣裙式和衣裤式两种，根据不同的需要在颜色和款式上也有所不同。普通科室大多为衣裙式（图 4-6、图 4-7），儿科护士常穿粉色护士服，其他科室可有淡绿色护士服等；急诊、120 急救中心还有便于急救操作的橄榄绿衣裤式护士服。

护士服着装要求尺寸合适，以衣长过膝、袖长至腕为宜。腰部用腰带调整，宽松适度。领口、袖口要扣好，里面的衣领、内衣袖及裙摆下端不可外露。穿着男护士服时，不宜着高领及深色内衣（图 4-8）。扣子齐全，袖口不卷，口袋内避免装过多的物品，禁止在护士服上乱涂乱画。

（三）护士裤

护士裤多为冬季着装，长短适宜，与护士服同质。此外，手术室、传染科、急诊室、重症监护室等特殊科室的护士穿护士裤。

第4章 护士服饰礼仪

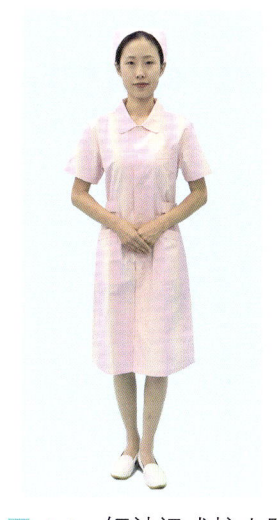

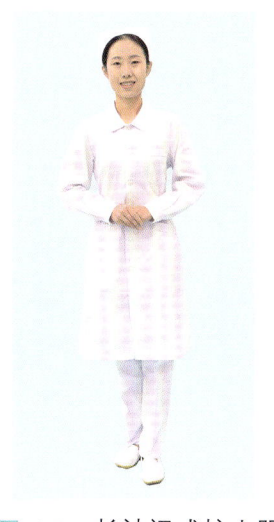

图 4-6 短袖裙式护士服　　图 4-7 长袖裙式护士服　　图 4-8 男护士服

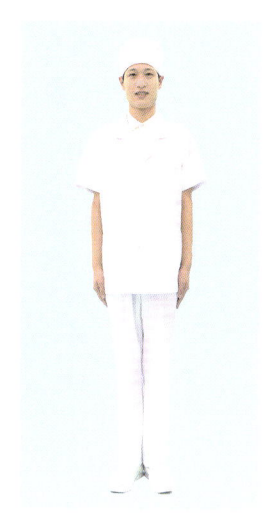

(四) 口罩

护理人员在进行无菌操作与防护传染病时必须戴口罩。口罩应完全遮盖口鼻，戴至鼻翼，四周无空隙，口罩带松紧适宜。使用时要保持口罩清洁，非一次性口罩洗手后可取下折好放于上衣口袋内，不能挂在胸前，污染后要及时更换（图4-9）。

(五) 护士鞋袜

护士工作时穿护士鞋，一般以白色或乳白色、软底、坡跟为宜，不应穿高跟鞋、硬底或走路时会发出响声的鞋子。护士应随时保持鞋面的干净整洁，及时清洁。根据不同的季节要选择不同的袜子。袜子宜用肉色或浅色，袜口不应露在裙摆或裤脚外面，以免影响美观（图4-10、图4-11）。

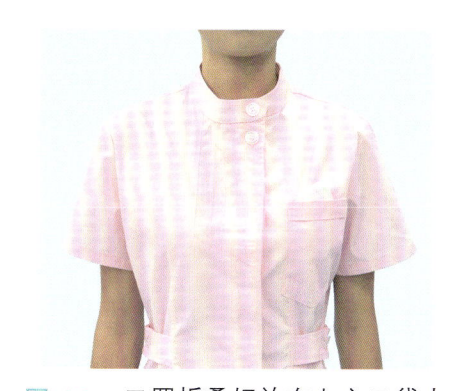

图 4-9 口罩折叠好放在上衣口袋内　　图 4-10 护士穿裙装鞋袜　　图 4-11 护士穿裤装鞋袜

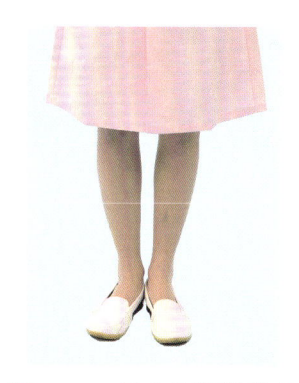

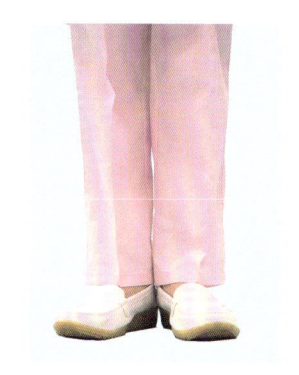

考点 普通病房护士工作着装具体要求

二、其他科室护士工作着装具体要求

为了适应不同岗位工作的需求，不同科室的护士服款式也进行了不同的设计，特别是手术服、隔离衣、防护服，其严格的着装流程关联着对患者和护士自身健康的责任。

(一) 手术服

手术服分为手术洗手衣、裤和手术外衣。进手术室后，应更换手术洗手衣、裤、拖鞋、戴圆帽。洗手衣、裤为墨绿色，上身衣袖为半袖（图4-12）。站台护士需消毒手后穿无菌手术外衣（图 4-13）。穿无菌手术外衣需至宽敞处；抓住衣领，抖开衣服，使正面朝前；将手术外衣轻轻上抛，双手顺势插入袖筒，手向前伸，待巡回护士协助穿衣袖与系腰带。穿好手术外衣后应注意保护，避免污染。

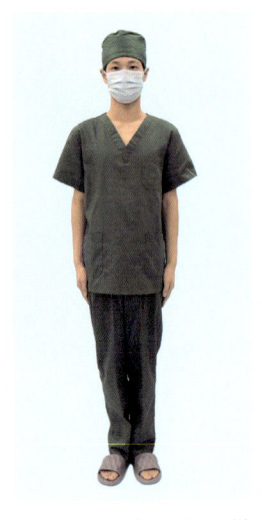

图 4-12　洗手衣、裤　　　图 4-13　手术外衣

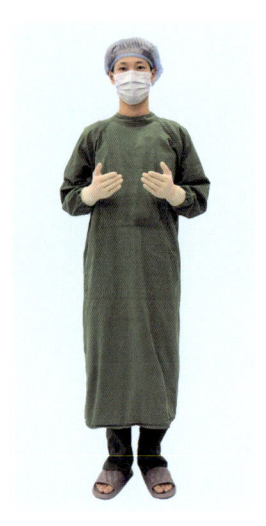

（二）隔离衣

隔离衣在传染病区污染面朝外，在保护性隔离病区清洁面朝外。它的款式为中长大衣后开襟系带式，袖口为松紧式或条带式。穿、脱隔离衣有着严格的操作流程和要求，穿好隔离衣后，只允许在固定的区域活动，避免污染、破损、潮湿。

（三）防护服

防护服为特殊隔离服，主要用于护理经空气传播及接触性传染的特殊传染病患者。这种服装为衣帽连体式，不透空气，可起到隔离保护的作用。

三、护士工作配饰要求

护士在工作期间可佩戴一些配饰，如手表、胸牌等，以保证工作的顺利进行。

（一）胸牌

护士工作时，需佩戴胸牌，可以用来约束自己，同时便于患者辨认、问询及监督。佩戴时胸牌正面向外，固定于上衣口袋前方，保持表面干净，不可挂吊坠或粘贴其他物品，不可将胸牌佩戴于其他位置或随意佩戴他人胸牌（图 4-14）。

（二）护士表

护士表是护士每天工作中常用的工具之一，用于计时、生命体征的测量、输液滴数的计算等。护士在工作场合一般可佩戴腕表或挂表。手表应简洁大方，有分针、秒针，便于计时与计数（图 4-15）。

（三）发网

为了更好地规范护士职业形象，便于进行护理操作，留长头发的护士可用端庄整洁的发网盘起头发，展现出护士干净利落的精神面貌。

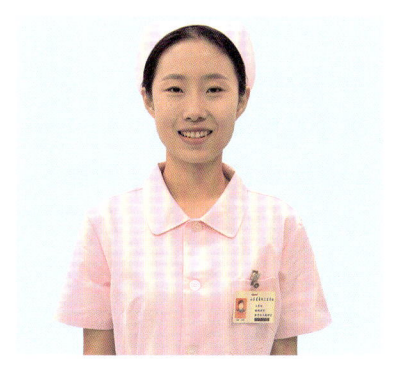

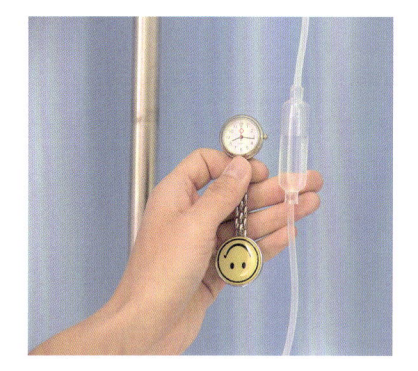

图 4-14　佩戴胸牌　　　　图 4-15　滴速计数

（四）发卡

发卡是用于固定工作帽的非装饰性饰物。一般护士的燕帽均需要发卡来固定，发卡的选择应是与燕帽同色或白色，左右对称，别在燕帽的后面，一般不外露。

护士在工作中不戴戒指、项链、耳坠等叮当作响、繁多庞杂的饰物，以免影响工作。

考点　护士工作配饰要求

自 测 题

一、选择题

A1 型题

1. 护士在工作中通常不能佩戴任何首饰，但下列哪种饰品可以佩戴（　　）
   A. 戒指　　　　B. 简约的手表
   C. 项链　　　　D. 手链
   E. 耳坠

2. 下列对护士鞋的描述不正确的是（　　）
   A. 样式简洁
   B. 以平跟和浅坡跟为宜
   C. 防滑
   D. 夏天可以光脚穿鞋
   E. 多以白色为主

3. 戴护士燕尾帽时，下列哪项不符合要求（　　）
   A. 头发应整齐无异味
   B. 如果是长发要盘起，用发网套好，前不过眉，后不过领
   C. 短发不要超过衣服领口
   D. 最好用与帽同色的发夹在燕帽前固定
   E. 头发颜色最好是自然色

4. 下列关于口罩佩戴，说法不正确的是（　　）
   A. 松紧适宜、遮住口鼻
   B. 不可悬挂于胸前
   C. 一次性的口罩不可重复使用
   D. 必要时可以露出鼻孔
   E. 一次性的口罩应及时更换

5. 佩戴护士燕帽时的发式下列哪种不正确（　　）
   A. 佩戴护士燕帽时，护士不能长发披肩
   B. 如果是长发，应盘起或戴网罩
   C. 头发前不过眉，侧不掩耳，后不过衣领
   D. 发卡最好选用同色发卡，固定于帽后
   E. 燕帽要戴正戴稳，距前发际 3cm

A2 型题

6. 张欣在儿科病房工作，工作装通常建议采取的颜色是（　　）
   A. 蓝色　　　　B. 粉色
   C. 白色　　　　D. 绿色
   E. 红色

7. 护士小张上岗前整理护士服，叙述不恰当的是（　　）

A. 护士服合体

B. 护士服整洁干净

C. 长短刚好过膝

D. 缺纽扣暂时用胶布粘贴

E. 护士服有缝线开口应及时缝上

8. 护士王娜戴圆帽时，不符合礼仪规范的是（　　）

A. 戴圆帽为隔离和无菌技术操作的需要

B. 缝线放于前面正中，帽边缘应平齐

C. 侧不掩耳

D. 不露发际

E. 前不遮眉

9. 护生小王实习时，佩戴饰物错误的是（　　）

A. 胸卡佩戴在左胸前

B. 不佩戴挂链

C. 可佩戴手链

D. 不宜佩戴戒指

E. 护士表佩戴时表盘倒置

10. 护士在护理过程中，符合服饰礼仪规范的是（　　）

A. 护士服袖口缺扣用别针别好

B. 护士燕帽洁白，后面用白色卡子固定

C. 胸牌正面朝内，无污染

D. 衣领整齐，领扣未扣

E. 护士怀表夸张、色彩鲜艳

二、简答题

1. 简述"TPO"原则。

2. 护士着装的注意事项有哪些？

（杨琴珍）

第5章 护士行为礼仪

行为礼仪作为一种无声的语言，传递一定的信息，直接反映出人的内在素养，也影响他人对自己的印象和评价。"站有站相，坐有坐相"，就是对人们行为举止最基本的规范。

第1节 护士行为礼仪概述

案例5-1

小欣跟随带教老师刘护士见习时发现，患者和家属都对刘护士给予了很高的评价。小欣通过观察了解到刘护士在专业技能扎实的同时，举止规范，文明有礼，笑迎每一位患者。刘护士不仅工作中如此，下班后的生活中同样端庄优雅，落落大方。

问题：1.带教老师刘护士的事例说明了什么？
2.你想成为刘护士这样受患者欢迎的护士吗？

行为举止在人际交往中起着重要的作用，优美的姿态、温柔的行为，实际上是一种无声的语言，往往比有声的语言更有魅力。一个人的一举一动都是个人的品德、情趣、教养等在仪态上的外在展现；它不仅反映了一个人的职业特点，同时也反映着人的内心精神世界。在医疗活动中，医护人员饱满的精神、高雅的举止、和蔼的态度，都会给患者留下美好的印象，使其感受到真诚、温暖和信赖，无形之中给患者以振奋，调动其积极性，使其主动地配合治疗和护理，促进疾病的好转或康复。相反，医护人员懒散拖沓、举止轻浮、神情冷漠，即使有娴熟的诊疗技术，也难以取得良好的治疗效果。

一、护士行为的概念及功能

（一）护士行为的概念

行为是人们一切有目的的活动，是由一系列简单动作构成的，在日常生活中所表现出来的一切动作的统称。

护士行为是指护士在日常工作中身体所呈现出来的姿态与风度，包括行为举止、神态表情等，是护士性格、气质、情趣、学识、礼貌、修养的外在综合体现。

（二）护士行为的功能

护士行为的功能有以下几个方面：①表露功能，它可以表达口语难以表达的信息，使护患双方免于受窘；②替代功能，它可以替代口语，直接与对方交流、沟通，方便特殊患者的护理；③辅助功能，它可以辅助口语，使人"言行一致"，思想得以强化，且被表达得更清楚，更深刻；④适应功能，它可以适应本人的心理、生理需要；⑤调节功能，它可以暗示调节护患双方关系，使对方做出积极反应。

二、护士行为美的标准

(一) 行为美的含义

行为美是指在实践活动中,在神态表情、举止行动、待人接物等人际关系中所显露出来的美。因此,行为美与风度美、姿态美和人际美有着密切的联系,但又有所区别。行为美注重个体的道德修养,它不同于个体的品格、情操。因为行为美属于感性的外在美,它反映着心灵的内涵,是心灵美的外在形式。

(二) 行为美的标准

最基本的行为美的标准要求行为既要显得有修养、有礼貌,又要显得自然、大方得体,不虚张声势,不装腔作势;同时要优雅脱俗,美观耐看,能给人留下美好的印象,最后要通过良好的行为体现出敬人之意。

(三) 护士行为美的要求

护士行为礼仪规范的基本要求是:以患者的健康为中心,尊重患者,维护患者利益;尊重习俗、规范得体,遵循约定俗成的礼仪规范;尊重自我,举止文雅,掌握分寸,美观适度,做到"站立有相,落座有姿,行走有态,举手有礼。"

三、护士行为礼仪禁忌

1. 禁忌的姿态语　常见禁忌的姿态语有易于误解的手势、不文明的举动、不稳重的姿势、失敬于人的姿态。

2. 禁忌的情态语　常见禁忌的情态语有高傲、冷漠、厌烦和嘲笑他人的非语言表达形式。同时交谈时,禁忌失礼的眼神或不合时宜的微笑。例如,禁忌眼睛一直盯着对方尤其是对异性,或是左顾右盼,或是告知悲惨信息时面带微笑。

3. 禁忌的触摸语　异性间在公共场合中过多的身体接触是一种轻浮表现,会引起多数人的反感。不顾场合、不分男女、不看长幼、不顾身体部位的触摸是非语言沟通的"禁地"。

4. 禁忌的空间语　每个人都有私人空间,介入他人空间是一种侵犯隐私的不道德行为。同时,遇事不顾场合、不分男女、不看长幼、不管亲疏远近的举止,都会惹人讨厌,使人感到不安。

5. 禁忌的标志语　禁忌不符合身份、地位、职业、场合的着装打扮,不合时宜的说笑、打闹等行为。它会给人以不舒服的感觉,甚至引起人们的反感和鄙夷不屑。

6. 禁忌的辅助语　禁忌同言语不一致的辅助语言。例如,表示欢迎时声音低沉,会让人感到陌生局促;表示悲痛时声音却带着笑,会让人听着便有种心口不一的感觉,有时还会使人心生恐惧。

考点　护士行为功能

第 2 节　护士基本行为礼仪

案例 5-2

小欣观看了学校"5·12"护士节的授帽仪式。在授帽仪式上，学长学姐们无论是站是蹲还是庄严宣誓，一举一动都显得训练有素；他们用实际行动继承和弘扬南丁格尔不畏艰险、甘于奉献、救死扶伤、勇于献身的人道主义精神，深深触动了她。

问题： 1. 授帽仪式运用了哪些护士的基本行为礼仪？

2. 不同的站姿如何应用？

护士是最能发挥力与美的职业，训练有素的举止，得体的护士风度，能显示出护士温和、善良、仁爱的"白衣天使"的形象。然而，护士良好的行为举止离不开礼仪修养的训练。

一、手　姿

手姿又称手势，是人的两只手及手臂所做的动作，其中双手的动作是手姿的核心。手姿是人际交往中最有表现力的一种体态语言，运用时要注意与情境、眼神、步伐、礼节相配合。它的信息传递由速度、活动范围和空间轨迹三部分构成。手姿可分成四种类型：第一类是形象手势，用以模拟具体物态；第二类是象征手势，用以表示抽象意念；第三类是情意手势，用以传递情感；第四类是指示手势，用以指示具体对象从事某项活动。

（一）基本手姿

1. **垂放**　是最基本的手姿。双手自然下垂，掌心向内自然弯曲，分别贴放于大腿外侧，中指轻触裤缝，多用于站立之时（图 5-1）。

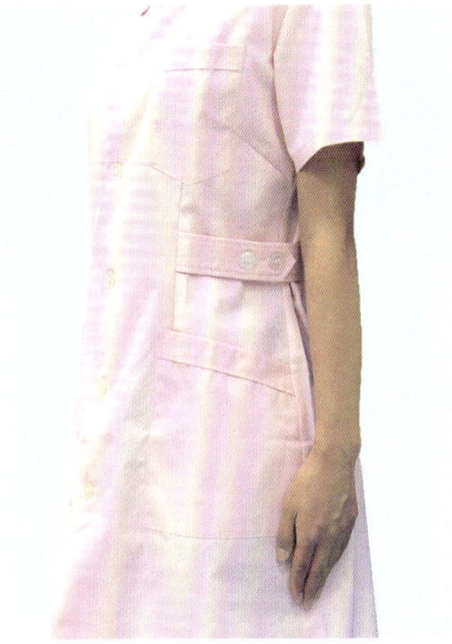

2. **搭握**　有两种方式：①双手自然下垂后两手搭握，女士两手虎口相对，右手在上，左手在下，左手四指指尖不宜超出右手的外侧缘，掌心向内，手指自然向内弯曲，搭握于腹前，拇指置于肚脐部；男士可右手搭握左手手腕上方，左手半握拳，叠放于下腹部（图 5-2、图 5-3）。②女士两手虎口相对，左手呈半握拳状握住右手拇指，右手其余四指搭握左手手指，手腕上扬，左手手背朝上，搭握于约第四颗纽扣的位置（图 5-4），用于与患者沟通时。

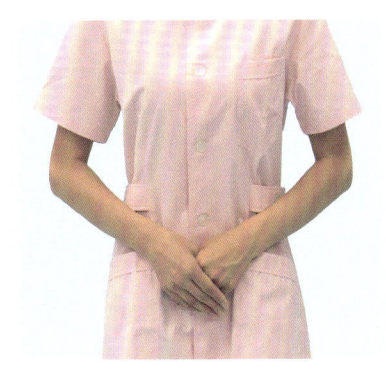

图 5-1　垂放

图 5-2　搭握（女）1 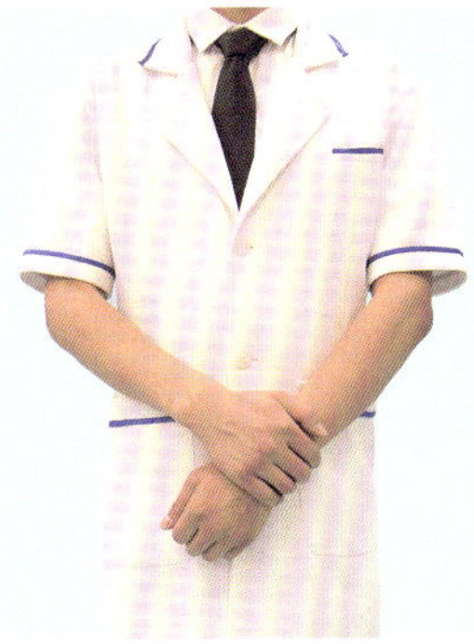　　图 5-3　搭握（男） 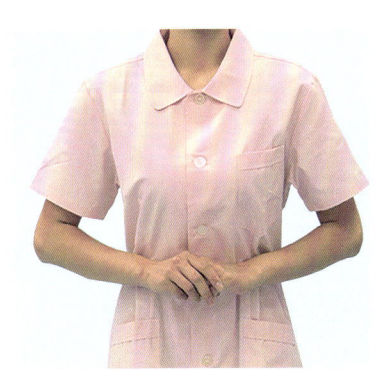　　图 5-4　搭握（女）2

3. 背手　双臂伸到身后，双手相握，同时挺胸收腹，多见于站姿，显得精神饱满、十分自信（图 5-5）。

4. 持物　用手拿东西，既可用单手，也可用双手。要点是：拿东西时应动作自然，五指用力均匀，做到稳妥、到位、自然，禁忌翘起环指（无名指）与小指（图 5-6）。

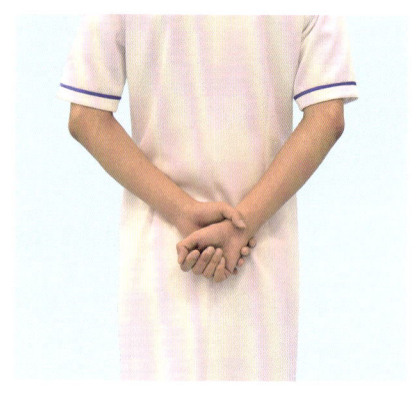

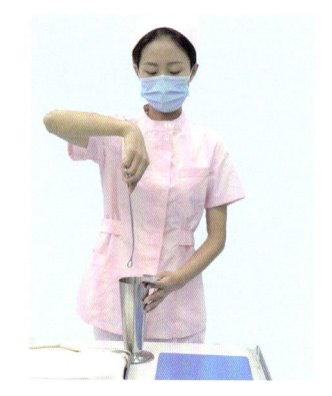

图 5-5　背手　　　　图 5-6　持物

5. 鼓掌　表示欢迎、祝贺、支持及赞赏，用于演讲、演出、比赛或迎候嘉宾时。方法是以右手掌心向下，有节奏地拍击掌心向上的左手手掌（图 5-7）。

6. 夸奖　表示赞扬、鼓励，主要用以表扬他人。做法是伸出右手，翘起拇指，指尖向上，指腹面向被称赞者（图 5-8），同时应面带微笑注视对方，以示由衷和诚恳之情。

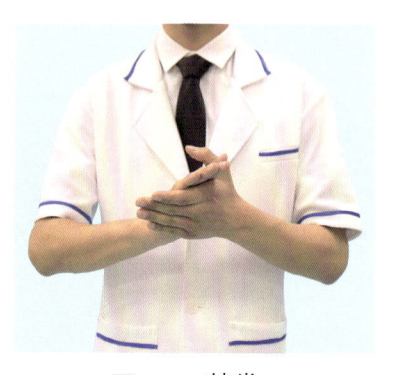

图 5-7　鼓掌 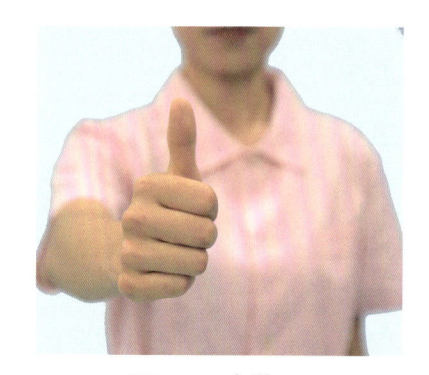　　　　图 5-8　夸奖

7. 指示　是用以引导他人、指示方向的手势。正确做法是将右手或左手抬至一定高度，四指并拢，拇指微张，掌心斜向上，手掌手腕自然伸直，以肘部为轴，朝一定方向伸出手臂（图 5-9）。

（二）常见手姿的不同含义

1. 握手　是人们在社交场合中不可缺少的礼节，多用于见面致意、问候、祝贺、感谢、鼓励、告别。从握手中，往往可以了解一个人的情绪和意向，还可以推断一个人的性格和情感（图 5-10，具体内容见本章第 3 节）。

2. 挥手　主要是向人打招呼或是告别（图 5-11），但由于地区和习惯的差异，挥手的方式方法也有所不同。

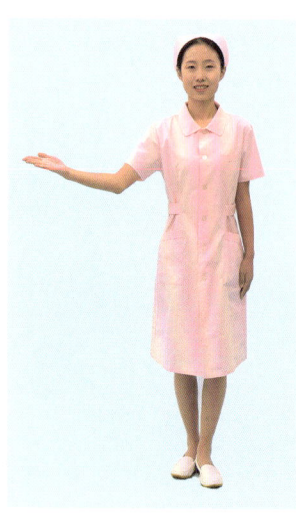

图 5-9　指示

图 5-10　握手　　　　　　　图 5-11　挥手

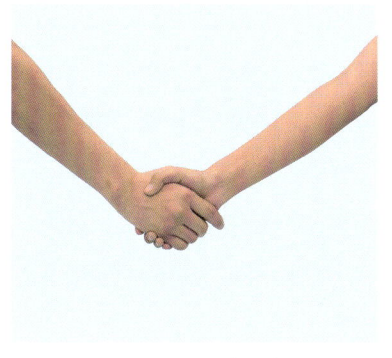

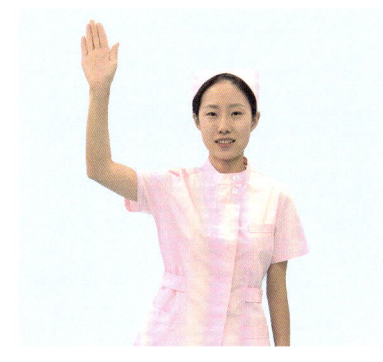

3. 召唤　要表示"到这儿来"的手势是举臂，可根据与他人距离的远近调整右手手势的高低，手指并拢，手心向下，然后将手指做搔痒状。

4. "V"字形手势　食指和中指分开呈"V"字形，无名指、小指和大拇指围成环形。该手势的意思是"胜利"或者"成功"，也可表示为数字"2"（图5-12）。

5. "OK"的手势　拇指和食指构成环形，其他三指伸直，表示"OK"即赞扬和允许等意思（图 5-13）。然而，在某些国家，"OK"的手势也代表一些其他含义，使用时需入乡随俗。

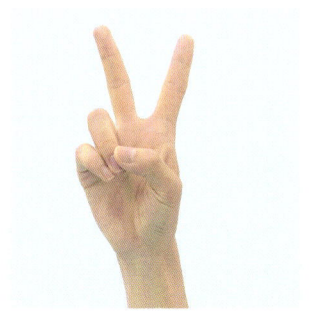

图 5-12　"V"字形手势　　　　图 5-13　"OK"手势

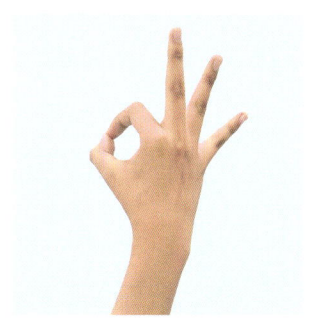

6. 竖起大拇指　表扬他人，人们常常习惯伸出右手，翘起大拇指，指尖向上，指腹面向被称赞者。但在交谈时，右手拇指不应指尖向下或竖起来反向指向他人，因为这意味着自大或貌视。不宜自指鼻尖，因有自高自大、不可一世之意。

7. 其他手势

（1）形象手势　用手呈杯状，做饮水动作，表达"我渴了"。

（2）象征手势　两手合掌，把头倚在一侧手背上，紧闭双眼，做入睡状，表示"我很疲倦"。两手相搓既可以表示"我很冷""很好""这里很安逸舒适"，也可以表达迫切期望、精神振奋、跃跃欲试等。

（3）情意手势　拇指食指比心，表示"我爱你！"。

（三）手姿的训练方法

1. 基本要领

（1）到位　指任何体位，手姿都是其基本组成部分，应当将手置于一定位置，既美观大方，又可以发挥正确作用。

（2）自然　指根据实际需要，酌情加以变化，要避免夸张做作，失之于自然美。

（3）稳妥　指持物时轻拿轻放，注意稳妥，防止物品损坏伤人、伤己。

2. 训练方法

（1）垂放、背手、持物、鼓掌等手姿　将在站姿、行姿、坐姿、蹲姿及护士工作中的行为礼仪中练习。

（2）指示　在站立的基础上，注视对方，抬起右手或左手至一定高度，四指并拢，拇指微张，掌心斜向上，手掌手腕自然伸直，指尖指向所指方向，同时伴以相应的语言，如"您好，请您向右走"或"B超室在这边，请您跟我走"。

（四）禁忌手姿

1. 易于误解的手姿　①个人习惯，不为他人理解的手姿；②因为文化背景不同，被赋予了不同的含义的手姿。例如，"OK"手势，在不同的国家或地区有不同的含义，容易产生误会。

2. 不卫生的手姿　在他人面前搔头皮、掏耳朵、擦眼睛的分泌物、抠鼻孔、剔牙齿、抓痒、摸脚丫等手姿，极不卫生，也显得没有教养。

3. 不稳重的手姿　在大众场合，双手乱动、乱摸、乱扶、乱放，或咬指甲、抬胳膊、折衣角、拢头发等，均属于不稳重的手姿。

4. 失敬于人的手姿　勾动食指招呼别人，拇指竖起来反向指向他人或自指鼻尖，用手指点他人都是失敬的手姿。

考点　基本手姿

二、站　姿

站姿是站立时所呈现出的姿态，是所有体态的基础。护士良好的站姿能显示出自信并给他人留下美好的印象。站姿包括基本站姿、标准站姿、沟通站姿，总体要领是挺、直、高、稳。

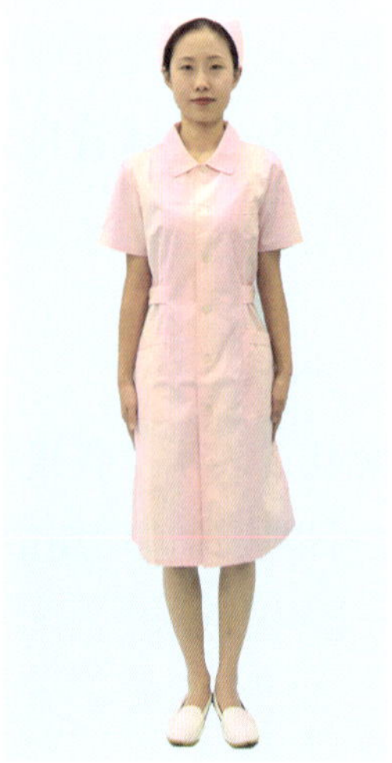

（一）站姿要领

1. 基本站姿　头正颈直，目视前方，面部表情自然或面带微笑，下颌微收，两肩平齐外展，双臂自然下垂，手指自然弯曲，中指轻触裤缝，挺胸收腹，立腰提臀，两膝并拢，两脚呈"V"字形（45°～60°）（图5-14、图5-15），脚跟靠拢，两脚尖的距离约10cm。

2. 标准站姿　在基本站姿基础上，两手搭握于腹前，女士双脚变为"丁"字形（图5-16），一脚放于另一脚的内侧中点；男士两脚呈"V"字形（图5-17）。

3. 沟通站姿　在基本站姿基础上，女士两手搭握于约第四颗纽扣前，两脚呈"丁"字形（图5-18）；男士两手搭握于小腹前，两脚平行分开不超过肩宽（图5-19）。

图5-14　基本站姿（女）

（二）不同场合的站姿

1. 庄重场合　基本站姿，多应用于庄严、隆重的仪式场合，如升国旗、接受奖励、致悼词等。

2. 迎接、会议场合　标准站姿，端庄文雅，多用于迎接、会议场合，如迎接患者、前台导医、交接班等。主持文艺活动、联欢会时，女士可站成"丁"字步，让姿势更加优美。

3. 公共场合　沟通站姿，亲切友好，多用于与他人交流沟通时。

（三）训练方法

1. 靠墙训练　背靠墙站立，使枕部、双肩胛、臀部、小腿、脚后跟紧贴靠墙，全身肌肉绷紧（图 5-20），每天坚持 5～10 分钟，可以使身体挺、直、稳，矫正缩肩弓背、探头等不良姿态。

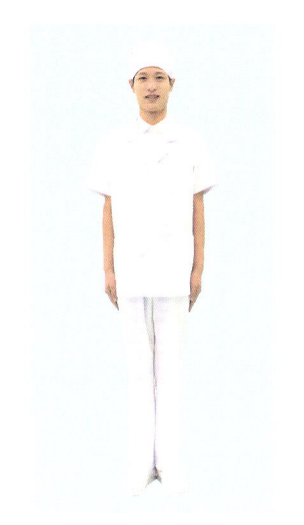

图 5-15　基本站姿（男）　　图 5-16　标准站姿（女）　　图 5-17　标准站姿（男）

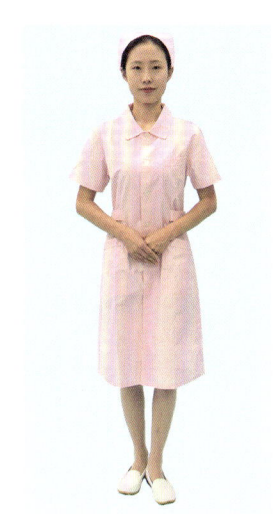

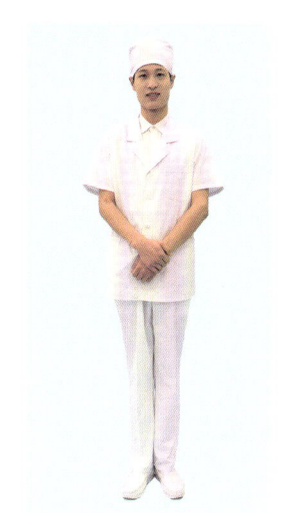

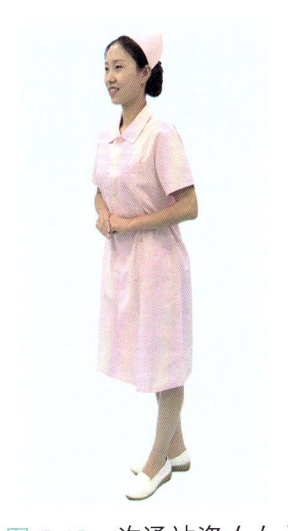

图 5-18　沟通站姿（女）　　图 5-19　沟通站姿（男）　　图 5-20　靠墙训练

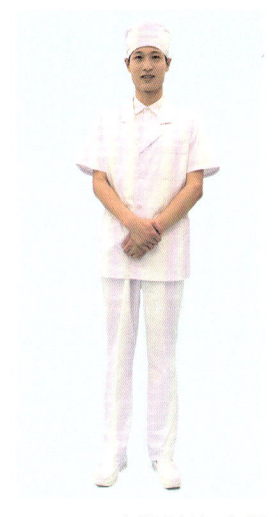

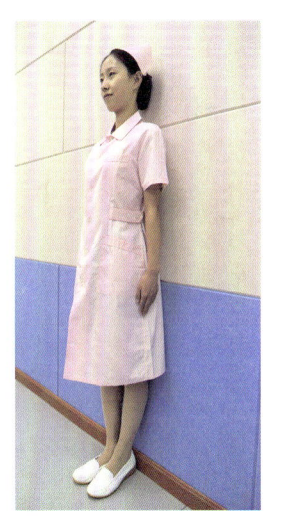

2. 顶书训练　颈部自然挺直，下颌向内收，把书本放在头顶，头、躯体自然会保持平稳。这种方法可以矫正低头、仰脸、歪头、晃头及左顾右盼等不良姿态（图 5-21）。

3. 提踵训练　在相差 10cm 左右的台阶，脚掌站在高处，脚跟悬空，全身肌肉绷紧，保持站立姿势，身体挺拔向上，进行上下颠动练习，或挺体提臀，静止不动，以练习平衡感（图 5-22）。这种练习主要针对的是提臀效果不明显的练习者。

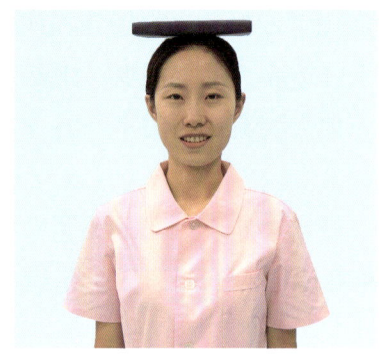

图 5-21　顶书训练　　　　　图 5-22　提踵训练

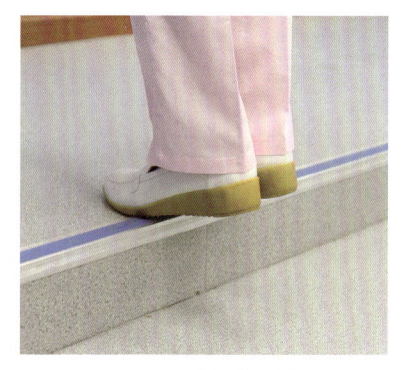

4. 照镜训练　面对镜面，检查自己的站姿及整体形象，发现问题及时纠正。注意姿势协调、自然、挺拔。

在训练时最好是配上轻松愉快的音乐，可以调整心境，避免枯燥乏味和单调，既可以减轻疲劳感，又可以提高练习兴趣。

（四）禁忌站姿

1. 全身不够端庄　站立时，头歪、肩斜、臂曲、胸凹、腹凸、背弓、撅臀、膝曲，或双手插入口袋里，均为不良姿态。

2. 双腿叉开过大　在众人面前双腿叉开过大或双腿交叉，有失大雅。

3. 手脚随意乱动　站立时，禁止两手做小动作，如玩弄衣服、医疗器械（如听诊器）等，用脚尖乱点乱画，两脚踢来踢去，用脚去勾东西，蹭痒、脱鞋袜或脱至一半等。

4. 表现自由散漫　站立时随随便便，任意扶、拉、倚、靠、趴、蹬、跨，都会显得无精打采，自由散漫。

> **考点**　站姿要领

三、行　姿

行姿是行进时的姿态，以站立姿态为基础，属于站立姿势的延续。医护人员工作时离不开行走，尤其是护士工作的大部分时间是在行走中进行，如接送患者、端治疗盘、推治疗车等。正确而优美的行姿会给人一种干练愉悦的感受，既能节省体力，又有助于更好地完成医疗工作。行姿要领：轻、直、匀、稳。

（一）行姿要领

1. 女士行姿　在站姿的基础上，两眼目视前方，将重心抬高，以胸带步，两臂前后自然直摆，前摆约35°，后摆约15°为宜。起步时身体稍向前倾，重心落前脚掌，行走时脚尖向前，避免内外八字步，双脚踩在一条线的两侧，落步轻盈，步幅一脚之距，步速稳健快捷（图5-23）。

2. 男士行姿　抬头挺胸，收腹直腰，上身平稳，肩平，两眼平视前方，展现出男士的刚强、豪放、阳刚之美。

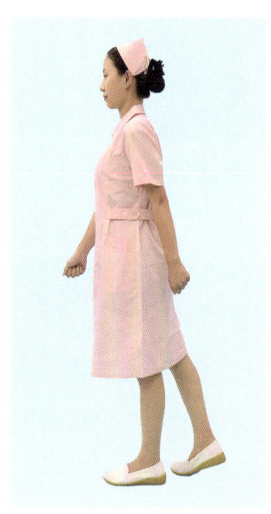

图 5-23　行姿

3. 快行步　在行姿的基础上，步幅变小，步速变快，用于抢救患者、处理急诊、应答患者呼唤时，做到紧张有序，快而不慌。"以走代跑"，增加患者的安全感。

（二）不同场合的行走礼仪

人们在不同的场合行走时，要充分考虑到周围的环境因素，尊重和体谅他人，注意行走礼仪规范。

1. 工作场合　步幅不宜太大，但要求频率稍快，落步要轻。紧急情况下应加快步伐和步幅，切忌以跑代走。

2. 上下楼梯　应遵循礼让、右行和快速的原则，若为他人带路，应主动走在前面进行指引。与尊者或异性一起下楼梯时，应走在前面，以保护后面的人免出意外。人多时，应注意与身前身后之人保持一定的距离，以免发生碰撞。

3. 出入电梯　进入有人管理的电梯时，应遵循后进后出、安全礼让、先下后上、方便他人的原则。进入无人管理电梯时，应先进后出、主动控制电梯，为他人提供服务和帮助，保护他人安全；其他时间可按顺序依次进入，出电梯时应按照由外向里的顺序依次而出，不可推搡拥挤。

4. 通道走廊　在通道走廊中行走应尽量单人通过，靠右行，以方便他人行走。若在仅能容下一人的狭窄通道行走，遇到对面来人应主动面向墙壁，侧身礼让，请对方先行通过后再继续行走，如果对方先这样做了，则应道谢后快速通过。

（三）训练方法

1. 摆臂训练　两臂以躯干为中心，前后自然直摆，前摆约35°，后摆约15°为宜。矫正双肩过于僵硬、双臂左右摆动的不良习惯（图5-24）。

2. 步幅步位训练　行走时脚尖向前，双脚踩在一条线的两侧，落步轻盈，步幅一脚之距，步速稳健快捷。矫正内外八字步，以及步幅过大或过小。

3. 稳定性训练　将书本放在头顶，保持行走时头正、颈直、目不斜视，练习行走者的稳定性。矫正头颈不直、中心不稳等不良的行姿。

4. 协调性训练　起步前倾，重心应从足中部移到足的前部，当前脚落地后脚离地时，膝盖伸直，踏下脚时再稍微松弛，并立刻使身体重心落于足的中央，不可偏斜。

训练时配以节奏感较强的音乐，注意掌握好走路的速度、节拍，保持身体平衡，双臂摆动对称，动作协调自然。

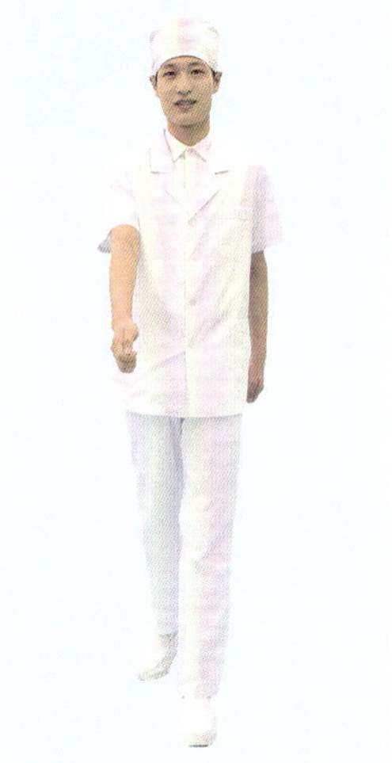

图 5-24　摆臂训练

（四）禁忌行姿

1. 瞻前顾后　禁忌行走时，摇头晃脑，左顾右盼，频繁回头注视身后。

2. 声响过大　禁忌行走时，脚步走声太响、跺脚等。

3. 八字步态　禁忌行走时，脚尖不正，构成"内八字"或"外八字"步态等，严重影响个人的风度与形象。

4. 身体不正　禁忌行走时，头部前伸、歪头斜肩、耸肩夹臂、凸腹含胸、身体乱晃等。

5. 边走边吃　禁忌行走时，边走边吃，不雅观也不卫生。

6. **三五成群**　禁忌多人一起勾肩搭背或排成横队行走，影响交通。

四、坐　姿

坐姿是指人在就座和坐定之后身体所呈现出的姿态，是生活中使用最多的一种举止，护理人员在工作中，有许多工作需要坐下完成，如处理医嘱、书写病历及填写各种记录单等，端庄、优美的坐姿不仅有利于护理人员的身体健康，减少疲劳，还能体现护理人员工作认真负责的态度，给人一种信赖感，展现出一种静态的美。坐姿要求：轻、稳、定、缓。

（一）坐姿要领

坐姿实际包含三部分内容，即就座、坐定和离座的姿势。就座即从走向座位直到坐下的过程；坐定后的姿势即人在就座之后所呈现出的姿势，是一种静态的姿势；离座即从座位上起身离开的过程。就座和坐定的姿势是连贯一体的动作过程，离座为后续动作，都应遵循左进左出的原则。

1. **基本坐姿**

（1）就座　在行姿的基础上，从椅子左侧走到座位前面，背向椅子，距椅子15～20cm，右脚向后移半步，使小腿贴在椅子边缘，单手或双手捋平衣裙下摆，上身保持直立，轻稳落座，坐于椅面的前1/2～2/3位置（图5-25）。

（2）坐定　就座后，上身保持站立体态，双膝并拢，双脚自然踏平。两肩平正放松，两臂自然弯曲，上身与大腿、大腿与小腿、小腿与地面均呈自然的90°，双手掌心向下，右手在上，左手在下，叠放于腹前或大腿之上（图5-26、图5-27）。男士两膝可略微分开，但一般不超过肩宽，双手放于双腿上（图5-28）。

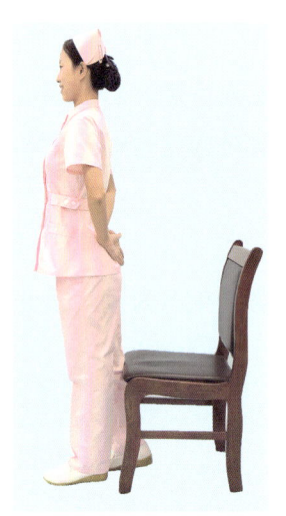

图 5-25　就座

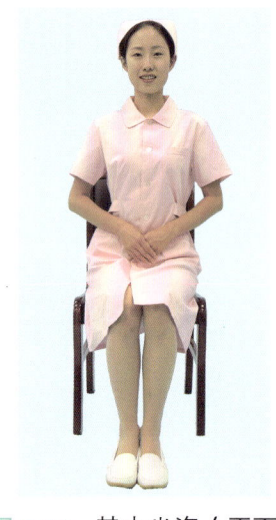

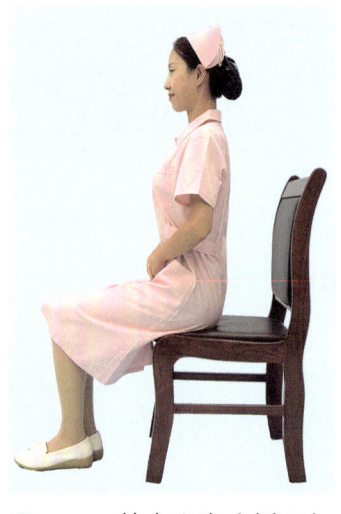

图 5-26　基本坐姿（正面）　　图 5-27　基本坐姿（侧面）　　图 5-28　基本坐姿（男）

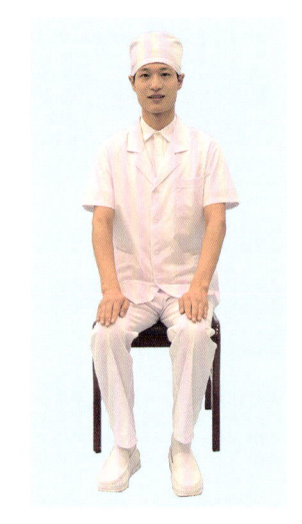

（3）离座　右脚后退支撑重心，上身保持直立，慢慢起身离位，从左侧离开。

2. 双腿斜放式坐姿　上身保持坐姿，入座后双膝双脚并拢，双脚与地面呈45°斜放，展现出腿的修长美，双手叠放于腹部或大腿上，适用于较低的椅位（图5-29）。

3. 双腿叠放式坐姿　上身保持坐姿，将双腿一上一下完全地交叠在一起，交叠后的两腿之间没有任何缝隙，呈一条直线斜放于一侧，与地面呈45°，叠放在上的脚尖垂向地面。双臂自然弯曲，双手叠放于腹部或大腿上（图5-30）。适合穿短裙的女士采用，造型优雅。

4. 前伸后屈式坐姿　上身保持坐姿，双膝并拢，一只脚向前伸，另一只脚向后屈，两脚脚掌着地，双脚前后要保持在同一条直线上（图5-31）。

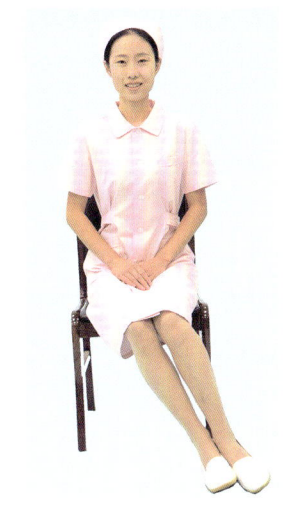

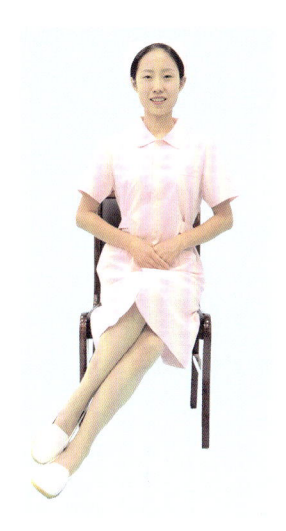

图 5-29　双腿斜放式坐姿　　图 5-30　双腿叠放式坐姿　　图 5-31　前伸后屈式坐姿

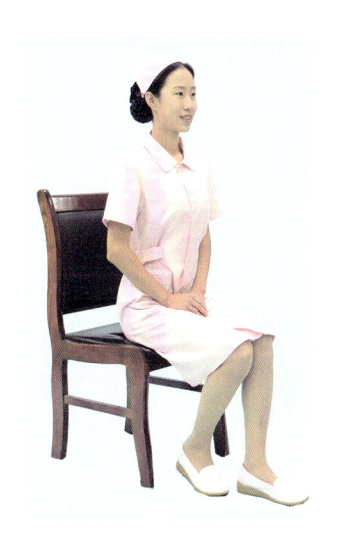

（二）不同场合常用的坐姿

1. 工作场合　工作场合属于正式场合，应端庄稳重，采取基本坐姿。双手书写、听讲时可以放于桌上。

2. 公众场合　在公众场合就座时，入座和离座的各个环节也有相应的礼仪规范，也是构成坐姿礼仪的重要内容。

（1）在适当之处就座　在公共场所或社交场合就座时，一定要坐于椅子、凳子或沙发等处，切忌坐在桌子上、地板上、窗台等非常规座位之处。就座时注意座位的尊卑，应主动将尊位让给客人、长者或职务高的人。

（2）遵守就座顺序　与他人一起入座时，要注意入座的先后顺序，应礼让对方，自己抢先入座是失礼和失态的表现。

（3）落座有礼　就座时，如果身边坐着熟悉的人，应主动跟对方打招呼；如果不认识，也应该向其先点头示意。在公共场合，要想坐在别人身旁，还须先征得对方同意。整个过程中，不应发出响声，任何由个人原因引起噪声都是失礼的行为。

（三）训练方法

坐姿训练的关键在于下肢与上身体位的协调配合，上身要挺直，腿姿优美，同时还要练习就座和离座动作。

1. 就座　应从左侧一方走向自己的座位，背对座位，右脚向后退半步，轻稳地就座，尽量使动作轻盈，从容自如。

2. 坐姿　女士就座后，保持上部身体直立，两腿并拢，两手搭握，右手在上，轻放在大腿上，练习基本坐姿、双腿斜放式坐姿、前伸后屈式坐姿等。男士按男士基本坐姿训练，练习两腿开合动作。

3. 离座　离座起立时，右脚先向后退半步，然后身体直立站起，收右腿，从左侧还原到入座前的位置。

练习坐姿时，最好是在形体房，坐在镜子前对着镜子检查自己的坐姿，也可在教室或宿舍内进行，同学之间相互指导纠正，训练时可配上音乐，以减少疲劳，同时也会使你的坐姿更加优美、协调。

> **链接**
>
> ### 搬放椅子
>
> 椅子是病房中配给每位患者床边的物品，在进行床铺整理或某些治疗操作时，需要移动椅子，搬放时要做到动作轻巧、节力，姿势优美。搬放椅子时，人侧立于椅子后面，双脚前后分开，双腿屈曲，呈半蹲姿，一手将椅背夹于手臂与身体之间，握稳背撑，另一手自然扶持椅背上端，起身前行（图5-32、图5-33）。搬起或放下时要保持轻巧，控制好力度。 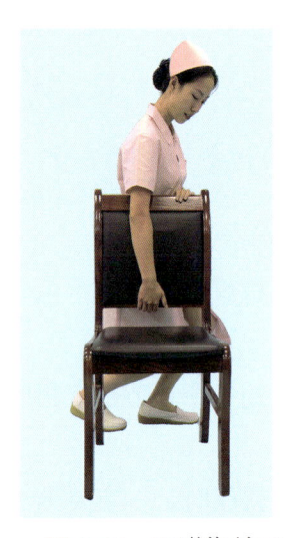
>
> 图 5-32　下蹲搬椅子 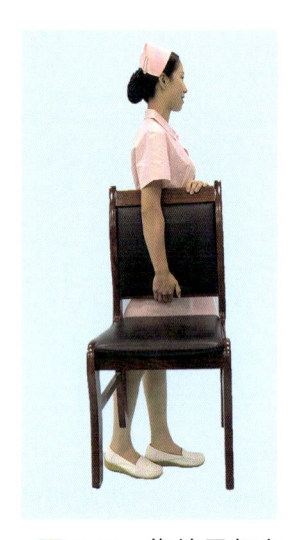　　图 5-33　搬椅子起身

（四）禁忌坐姿

1. 头部禁忌姿态　落座后，禁忌低头后仰、左顾右盼、闭目养神、摇头晃脑。

2. 上身禁忌姿态　落座后，禁忌前倾后仰、歪向一侧、或趴向前方及两侧、左右摇晃。

3. 手部禁忌姿态　落座后，禁忌两手端臂、抱于脑后或膝盖，禁忌到处乱摸乱碰、敲敲打打，禁忌肘部支撑在桌上、或两手置于桌下、或两手夹在大腿之间。

4. 腿部禁忌姿态　落座后，禁忌两腿分开过大、翘起二郎腿或两腿伸直、伸开，禁忌双腿反复抖动或骑在座位上。

5. 脚部禁忌姿态　落座后，禁忌把脚抬得过高、脚尖指向他人，或使对方看到鞋底；禁忌当众脱鞋、袜子；禁忌脚勾着桌腿，或把脚放在自己或他人座位上；禁忌用脚践踏物体，

或两脚交叉、摆成八字，或脚跟落地，脚尖向上，摇动不止。

> **考点** 坐姿要领

五、蹲　姿

蹲姿是用于取低处物品或落地物品时所采用的一种身体低位姿态。下蹲时，一定要做到文雅大方，姿势优美。蹲姿要领：稳、雅、美。

（一）蹲姿要领

1. 基本蹲姿　又称高低式蹲姿，在站姿的基础上，下蹲时，左脚在前，右脚靠后，手背从腰部捋平衣裙，两腿靠拢向下蹲，左脚全脚着地，左腿小腿基本与地面垂直，右脚脚跟提起，脚掌着地，形成左高右低的姿态，主要用右腿支撑身体，臀部朝下，尽量保持上身挺直。女士双手掌心向下叠放在左侧的大腿上（图 5-34）。男士则可适度地将双腿分开，双手放于两腿上（图 5-35）。

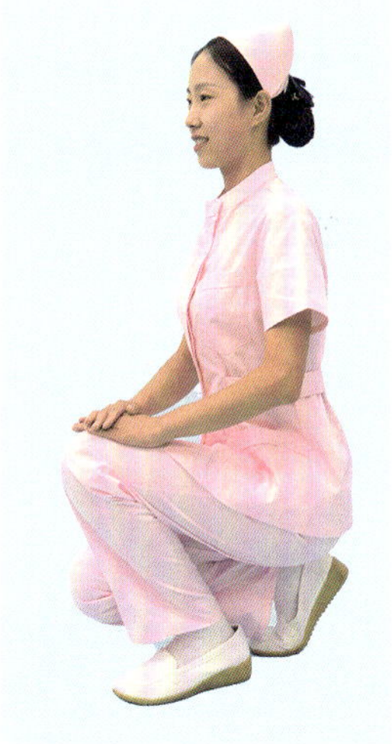

图 5-34　基本蹲姿（女） 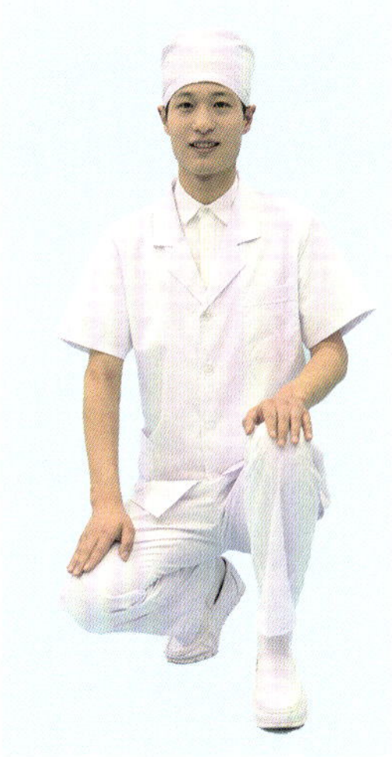　　图 5-35　基本蹲姿（男）

2. 半蹲式蹲姿　身体半立半蹲，下蹲时，上身稍前倾，臀部向下，不能撅起；双膝略弯曲，身体的重心应放在一条腿上，两腿之间不要分开过大（图 5-36）。

3. 交叉式蹲姿　右脚退至左脚后，左脚在前，右脚在后，蹲下时双腿交叉在一起。左小腿基本垂直于地面，全脚着地；右脚跟抬起，脚掌着地（图 5-37），这种蹲姿通常适用于女性。

4. 单膝着地式蹲姿　双腿一蹲一跪。下蹲之后，改为一腿单膝着地，臀部坐在脚跟上，以脚尖着地；另一条腿则应全脚着地，小腿垂直于地面；双腿应尽力靠拢。这种蹲姿是一种非正式的蹲姿，多用于下蹲时间较长，或为了用力方便时。

（二）不同场合的蹲姿

1. 拾物　拾物多采取双腿高低式蹲姿（图 5-38）。
2. 工作场合　工作中为了节时省力，减少护士负担，多采用半蹲式蹲姿和交叉式蹲姿。

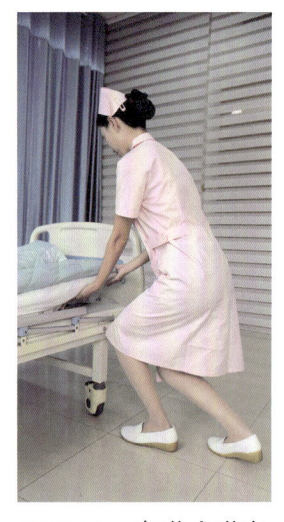

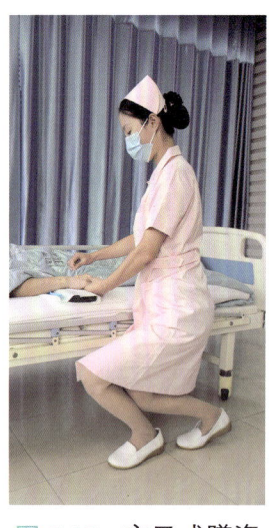

图 5-36　半蹲式蹲姿　　　　图 5-37　交叉式蹲姿　　　　图 5-38　拾物

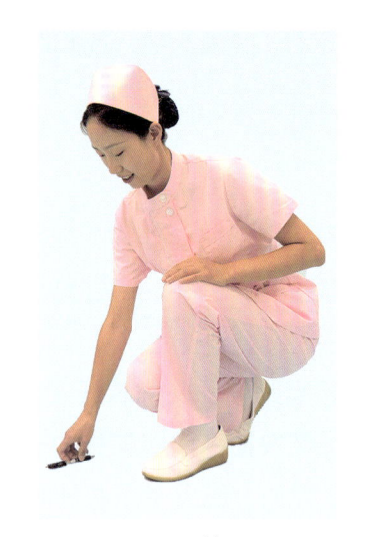

(三) 训练方法

在站姿的基础上，右腿稍后退半步，单手或双手从身后向下捋平衣裙下摆，上身保持直立，两腿靠紧下蹲，动作协调、自然、优美。下蹲拾物时，左手放于左膝上，右手拾物或双手拾物后站起，右脚向前半步，然后再行走，显得雅观、优美。

(四) 禁忌蹲姿

1. 突然下蹲　在行走中，突然驻足蹲下，容易使他人受到惊扰或造成事故。

2. 方位不当　面对他人蹲下，会使他人感到不便；背对他人蹲下，显得不够尊重，失敬于人。在无法避开他人下蹲时，应以侧身朝向他人。

3. 姿势不雅　下蹲时两脚平行叉开，或低头弓背、臀部翘起的蹲姿，都十分不雅。

考点　蹲姿要领

第 3 节　护士工作中的行为礼仪

案例 5-3

刘护士带小欣接待新入院患者王大爷，发现王大爷腿脚不灵便，就使用轮椅一起将王大爷送入病室，并指导其家属办理入院手续。刘护士在对王大爷进行健康评估后，嘱咐他安心住院等待治疗，有任何需要可以随时联系护士，刘护士真切的关怀和热情的服务获得了患者和家属的好评。

问题：1. 案例中刘护士运用了哪些行为礼仪？
　　　2. 作为护士，怎样做能够更好地开展工作，获得患者认可？

护士工作中的行为礼仪是指护士在护理治疗工作中应当遵守的行为规范，涉及持文件夹、端治疗盘、推治疗车、行礼致意及引导介绍等常见姿态，这些姿态的规范、优雅可以体现护士优良的职业素质和给人以美的感受，对患者的治疗和康复起到积极的促进作用。

一、持文件夹

文件夹内有重要的医疗文件，如病历、会议材料、科室材料等。护士工作中经常需持文件夹行走、翻阅、记录等。正确地持文件夹不仅能体现护士对医疗文件的重视，也反映出护士对工作的严谨，更能展示护士的姿态美。

（一）基本要领

1. 侧腰式　在站姿或行姿的基础上，文件夹正面面向身体，女士左手握住文件夹上 1/2 处，将文件夹贴放于左侧腰部，前端稍向上倾斜，右手自然下垂或摆动（图 5-39）。男士则多用左手握住文件夹 1/2 处，直臂持文件夹放于体侧，上臂贴近躯干（图 5-40）。

2. 侧胸式　在站姿或行姿的基础上，文件夹正面面向身体，左手握住文件夹右缘上 1/3 处，放在前臂内侧，文件夹下缘齐腰部水平，右手自然下垂或扶托在文件夹右下端，女士多用（图 5-41）。

（二）不同场合的持文件夹要领

文件夹不用时，放于固定病历车或文件柜内；使用时，需持文件夹行走或翻阅、书写；书写或阅读时，一手持文件夹，将文件夹放于前臂上，手臂稍外展，持文件夹上臂靠近躯干，另一手可翻阅或书写（图 5-42）。整个过程中要保护好医疗文件。

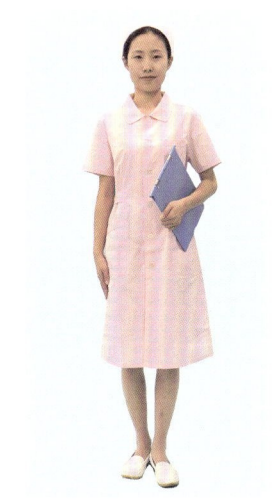

图 5-39　侧腰式（女） 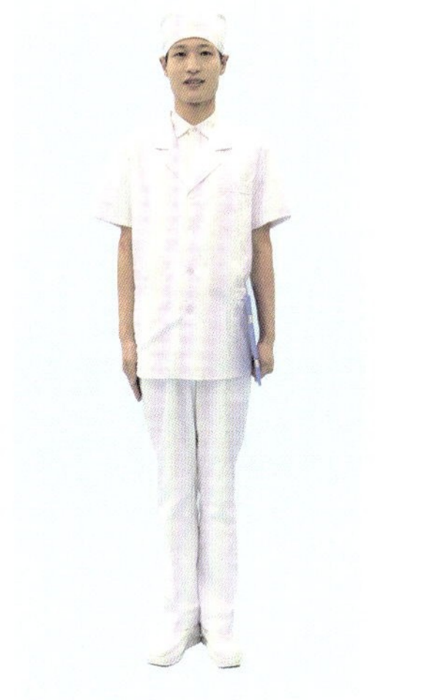　　图 5-40　侧腰式（男）　　图 5-41　侧胸式　　图 5-42　翻阅或书写病历

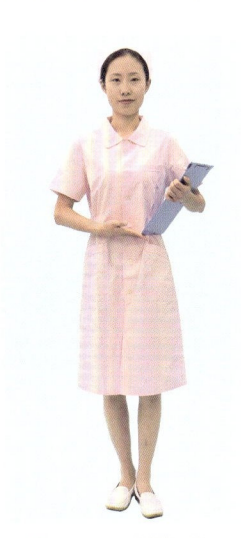

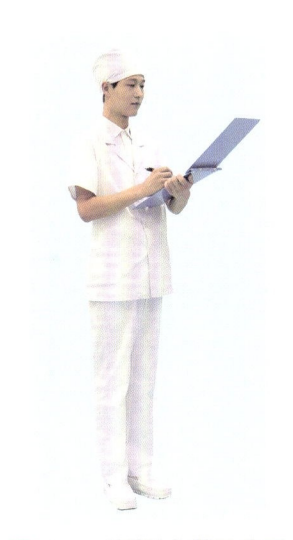

（三）训练方法

1. 站立　左手持文件夹上 1/3 或中部，正面向内，放于侧胸或侧腰，右手自然下垂或扶托文件夹。

2. 行走　肩部自然放松，上臂贴近躯干，文件夹正面向内，右手自然摆臂。

3. 书写或阅读　左手上臂和前臂呈锐角，将文件夹平稳托于前臂和左手上，右手协助轻扶文件夹或打开记录。

（四）禁忌要点

持文件夹的禁忌同站姿、行姿禁忌要点，同时要注意：①禁忌做与工作无关的事情；

②禁忌随意持夹行走或乱放文件夹。

> 考点 持文件夹要领

二、端治疗盘

治疗盘是护理工作中盛放物品的常用设备，护士在进行护理操作时会经常使用治疗盘，因此端治疗盘也是护理工作中常见的姿势，要求做到节力、平稳，姿势优美。

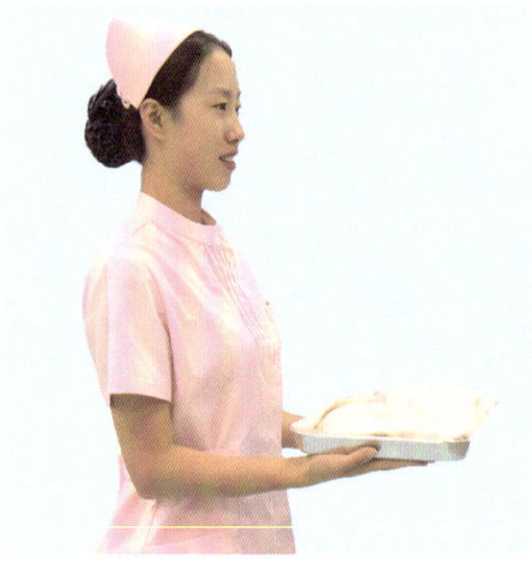

（一）基本要领

在站姿或行姿的基础上，双手托盘底两侧边缘的中部，四指在盘下自然分开，拇指在侧，上臂贴近躯干，小臂与上臂呈90°，双手端盘平腰，盘缘距躯干5～10cm，盘缘不可触及护士服，取放、行进平稳。行走时保持治疗盘平稳（图5-43）。

图 5-43 端治疗盘

（二）不同场合的端治疗盘要领

1. 走廊 在较窄的走廊与他人相遇时，应侧身礼让对方；若对方已先做此行为，应点头致谢，快速通过。

2. 进出病室 端治疗盘进门时，可请他人帮忙开门；周围无人时，可用肩部或肘部将门轻轻推开，避免用脚踢门。

（三）训练方法

1. 站立 上臂贴近躯干，小臂与上臂呈90°，双手托盘底两侧边缘的中部，四指在盘下自然分开，拇指在侧，掌指托盘。

2. 行走 整体同行姿要求，重心、盘面平稳。

（四）禁忌要点

端治疗盘的禁忌同站姿、行姿禁忌要点，同时要注意：①治疗盘不可倾斜；双手拇指不能触及治疗盘的内面，盘缘不可触及护士服；②端起或放下治疗盘时动作应轻稳，禁忌声响过大；③禁忌用脚开关门。

> 考点 端治疗盘要领

三、推治疗车

治疗车是日常护理工作中盛放及转运物品的必要设备，护士推治疗车是在行姿的基础上进行的，应保持车速适中，运行平稳、安全、无噪声。

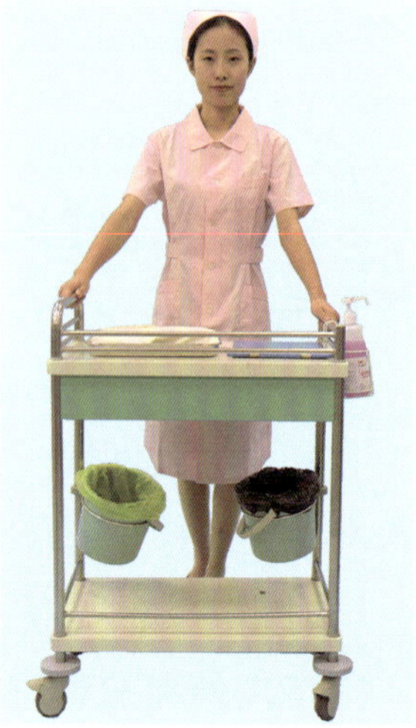

（一）基本要领

护士位于车后无护栏一侧，两手置扶手处，身体距治疗车20～30cm，推车行走时，上身略向前倾，将重心集中于前臂，两臂用力均匀，保持上身平直，把稳方向，速度均匀（图5-44）。

（二）不同场合推治疗车的要领

1. 走廊 推车在较窄的走廊与他人相遇时，应先将车推在一侧，请对方先行。若对方已先做此行为，应点头致谢，快速通过。

图 5-44 推治疗车

2. 进出病室　推车进门时，须先将车停稳，用手把门打开，然后推车进门。避免用车撞门。入病室后应先关门，再推车至病床旁。

（三）训练方法

同行姿要求，上身前倾，身体距治疗车 20～30cm，将重心集中于前臂，两臂均匀用力，保持上身平直，把稳方向，速度均匀。

（四）禁忌要点

推治疗车的禁忌同行姿禁忌要点，同时要注意：①禁忌重心不稳、方向不定、身体过度前倾或耸肩、身体离车子太近或太远；②禁忌声响过大或用车撞门，影响患者休息和治疗；③禁忌车速过快，易使物品跌落；④禁忌单手推车或用手拖行等。

> **考点**　推治疗车要领

四、行礼致意

无论是面对相识的人或是初次见面者，礼貌的致意不仅会给人以尊重和友善的感觉，而且会让对方感受到你的修养和素质。因地域文化、风俗习惯、宗教信仰等原因，不同地域形成不同的行礼致意方式，常见的行礼致意方式有握手礼、鞠躬礼、点头礼、挥手礼、举手礼、击掌礼、拱手礼、叩首礼、注目礼、合十礼、吻手礼、拥抱礼、脱帽礼等，护士在工作中灵活运用恰当的行礼致意方式，有助于和谐人际关系，更好地为患者服务。

（一）行礼的一般原则

1. 行礼的顺序　通常情况下，行礼应按下列规则进行：年轻者应先向年长者行礼；职位低者应先向职位高者行礼；男士应先向女士行礼。年龄、资历相当者可不分先后顺序相互行礼。

2. 行礼的场合　在不方便的场所或紧急场所，如厕所、浴室、事故现场等，可免于行礼。

3. 其他　行礼时应仪容端庄，不可嚼口香糖或口含香烟等。

（二）行礼的方式

1. 握手礼　握手是在相见、辞行、恭贺、道谢时相互表示友谊、尊重的一种礼节。一般在相互介绍或再次相见之后，先打招呼或点头微笑，再相互握手、寒暄致意。握手礼不难却十分微妙，做得不恰当会产生负面效应。

（1）握手基本要领　行至与握手对象相距约 1m 距离，目视对方，微笑致意或问好，上身略向前倾，伸出右手，四指并拢、拇指张开、掌心微凹与对方相握。上下稍许晃动两三次，同时可伴有"您好，非常高兴认识您""好久不见"等语言，随后松开手（图 5-45）。

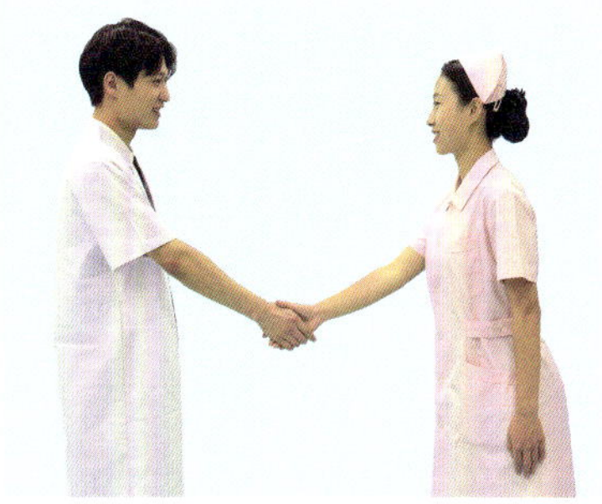

1) 单手相握：以右手与人相握，是最常用的握手方式。手掌垂直于地面，表示自己不卑不亢，称为"平等式握手"。

2) 双手相握：即用右手握住对方右手后，再以左手握住对方右手的手背，以表示更加亲切、更加尊重对方。

图 5-45　握手礼

（2）握手的注意事项

1）握手的时机：在办公室、家中及其他社交活动中，迎接或送别来访者时，应与对方握手，以示欢迎与欢送；应邀参与者应与主人握手以示谢意；当自己被介绍给不相识者时应握手以示自己乐于结识对方；遇到同事、朋友、邻居、长辈或上司时应握手以示高兴与问候；较长时间未曾谋面的熟人应握手以示久别重逢的欣喜；别人给予了自己一定的支持、鼓励或帮助时应握手以示感谢；赠送礼品或颁发奖品时应握手以示郑重其事；得悉他人失业、降职、遭受其他挫折或家人过世时，应与之握手，以示慰问。

2）握手的次序：根据礼仪规范"尊者决定"这一原则，一般是年长者、身份高者、女士先伸手；主人与客人相见，主人先伸手，表示欢迎；客人与主人告别，客人先伸手，表示感谢和再见；当一人与多人握手时，则先长辈后晚辈、先上级后下级、先女士后男士，也可以按顺时针方向依次握手。

在公务场合，握手时伸手的先后次序主要取决于职位、身份；在社交、休闲场合，则主要取决于年龄、性别。

3）握手的方式：一般为单手相握。双手相握适用于亲朋故交之间，用以表达自己的深厚情谊。一般而言，此种握手方式不适用于初识者与异性，因为它有可能被理解为讨好或失态。这一方式，有时亦称"手套式握手"。双手相握时，左手除握住对方右手手背外，还有人以之握住对方右手的手腕、手臂，按住或拥住对方右肩，这些做法除非是面对至交，否则最好不要滥用。

（3）训练方法

1）体位：应起身站立，或行至对方约1m处，两脚靠拢。

2）神态：目视对方，神态专注，自然大方，热情友好，微笑致意或问好。

3）手位：上身微前倾，伸出右手，四指并拢，拇指微张，掌心微凹，自然伸向受礼者。

4）力度：轻握对方伸出的右手，握手时为表示热情友好应适当用力，与亲朋故交握手时力量可以稍微大一些，上下晃动两三次。

5）时间：时间应控制在1～3秒。

6）语言：同时可伴有"您好，非常高兴认识您""好久不见"等语言，随后松开手。

（4）禁忌姿态

1）禁忌坐位与人握手，除非身体条件或场所有限。

2）禁忌争先恐后与人握手，同时避免人多时交叉握手。

3）禁忌左手握手，即使是左撇子，也要注意握手时伸出右手。

4）禁忌戴手套与人握手，但是女士在社交场合戴着薄纱手套是可以握手的。

5）禁忌仅握住对方的手指尖。

6）禁忌拒绝他人主动握手的要求，或是强行与他人握手。

7）禁忌在握手时另外一只手插在衣袋里或拿着工具。

8）禁忌脏手与人相握，如果手心有汗或脏了，要和对方解释并道歉，以免造成误会。

9）禁忌握手时面无表情、不置一词，或滥用热情、过分客套。

10）禁忌握手时用力过猛，以免有示威挑衅之嫌。

11）禁忌握手时间过长，尤其是与初次见面者握手或紧握异性的手长久不放，这些都是不礼貌的行为。

2. 鞠躬礼　是人们用来表示对对方恭敬、答谢或致歉的一种常用方法。

（1）鞠躬礼基本要领　鞠躬施礼时应在标准站姿的基础上，目光注视受礼对象，男士双手应贴放于身体两侧裤线处，女士的双手则应搭握在腹前，以腰为轴，上身前倾，头、颈、背呈一条直线，目光落在自己前方 1～2m 处，可以同时说"您好""谢谢大家"等，随即恢复原态（图 5-46）。

（2）不同场合的鞠躬礼

1）鞠躬礼适用的场合：向他人表示感谢、领奖或讲演之后，演员谢幕，晚辈对长辈、学生对教师、下级对上级，同事之间、同学之间，举行婚礼或参加追悼活动等都可行鞠躬礼。

2）鞠躬礼的角度：一般前倾 15°左右表示致意；前倾 30°左右多用于迎宾等以表达敬意，可以同时说"您好""对不起"等；前倾 45°左右多用于表达更深的谢意或歉意；特殊情况，如悔过、谢罪或追悼会等，施以 90°的大鞠躬。下弯的幅度越大，所表示敬重的程度就越大（图 5-47）。

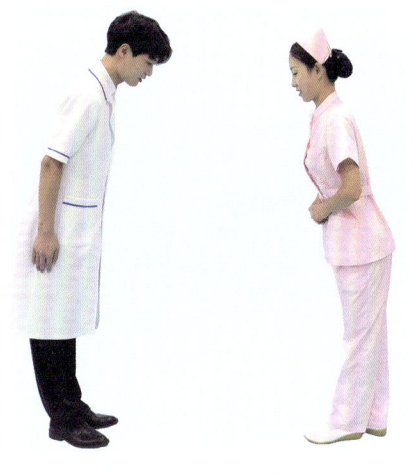

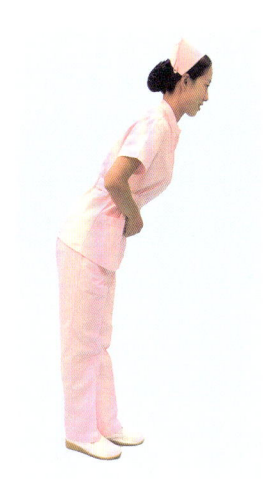

图 5-46　鞠躬礼　　　　图 5-47　45°鞠躬

3）鞠躬礼的次数：一般一鞠躬适用于一切社交或服务场合；三鞠躬适用于追悼活动等特殊场合。

4）鞠躬礼的还礼：受礼者一般应以同样姿势还礼，但如果受礼者是长者、领导，也可点头致意或握手答礼。

（3）训练方法

1）体态：面向受礼者，在标准站姿的基础上，女士双手搭握于腹前，男士双手垂于两腿外侧的裤线处。

2）行礼：以腰为轴，上身前倾 15°～30°，保持头、颈、背呈一条直线。

3）目光：目光落在自己前方 1～2m 处。

4）语言：可以同时配合"您好""非常感谢"等礼貌用语。

（4）禁忌姿态　①禁忌鞠躬时抬头观看对方；②禁忌鞠躬时腰、背不直；③禁忌在日常社交场合鞠躬幅度过大、停顿时间过长；④禁忌鞠躬时面无表情、不置一词，或滥用热情、过分客套。

3. 点头礼　点头致意是在公共场合用微微点头表示问候的一种方式。

（1）点头礼基本要领　致意者根据环境可驻足或正常行走，目视被致意者眼睛，将头部向下轻轻一点，面带微笑，可同时说"您好"。如果人员较多，应扫视全体人员后，微微点头，幅度不宜过大，速度不宜过快。

（2）点头致意的场合

1）在公共场合遇到领导、长辈，一般不宜主动握手，而应采取点头致意的方式，这样既不失礼，又可以避免尴尬。

2）交往不深的两人见面，或者遇到陌生人又不想主动接触，可以通过点头致意的方式，表示友好和礼貌。

3）一些场合不宜握手、寒暄，可采用点头致意的方式，如与落座稍远的熟人等。

4）比较轻松随意的场合，如在会议的休息室中、上下班的班车上、办公室的走廊里等，不必握手和鞠躬，轻轻点头或欠身致意即可。

（3）训练方法

1）体态：在沟通站姿或行姿的基础上，面对受礼者。

2）目光：注视对方，面带微笑。

3）行礼：将头部向下轻轻一点。

4）语言：可以同时配合"您好""谢谢"等礼貌用语。

（4）禁忌姿态　①禁忌反复点头不止，行点头礼时，一次为宜；②禁忌行礼时望向他处；③禁忌行礼时面无表情。

4. 挥手礼　挥手致意是人际交往中的常用手势。

（1）挥手礼基本要领　在站姿基础上，行礼时右臂向前上方抬起，掌心向外，指尖朝上，四指并齐，拇指微张，手臂左右挥动（图5-48）。

（2）挥手的场合　适用于向距离较远的熟人打招呼，向远处的人告别或向众人致意。

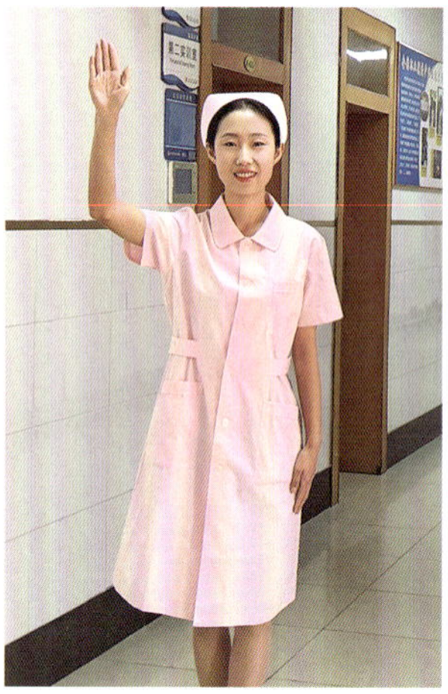

（3）训练方法

1）体态：在站姿基础上，面向对方。

2）目光：注视对方，面带微笑。

3）行礼：右臂向前上方抬起，掌心向外，指尖朝上，四指并齐，拇指微张，手臂左右挥动。

4）语言：可以同时配合"您好"等礼貌用语。

（4）禁忌姿态　①禁忌上下摇动、举而不动、不停摇动、幅度过大；②禁忌手背朝向对方。

5. 微笑致意　是应用范围最广的一种致意方式，在任何场合，只要给他人一个甜美的微笑，即可表达问候。目光注视对方，在对

图5-48　挥手礼

方目视自己的时候，微微一笑。

> 考点　行礼的方式及基本要领

五、引导礼仪

引导礼仪，是指引导他人行进的礼仪。工作中引导他人到达目的地应有正确的引导方法和引导姿态，在引导时要做到心到、手到、眼到、话到，做到规范引导，适时提醒。

（一）近距离提示

客人到达后，引导者给予客人近距离提示，如登记或就座等。

1. 基本要领　在站姿基础上，行点头礼后，将手抬至一定高度，四指并拢，拇指微张，掌心向上，以肘为轴，伸出手臂指向目标物体，伴语言。例如，"请签字""请坐"等（图 5-49）。

2. 不同场合的近距离提示

（1）在为客人、患者及家属办理相关手续时，可指示相应的位置，请对方签字。

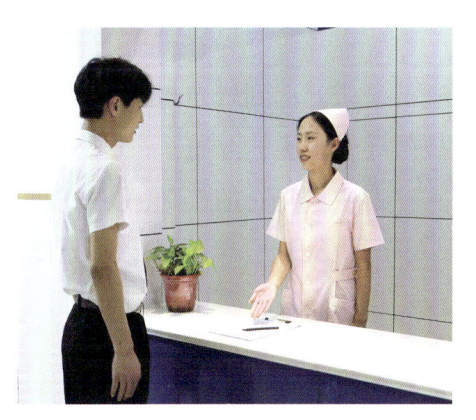

图 5-49　近距离提示

（2）在引导客人、患者及家属入座时，可指示相应的座位，请对方入座。

（3）在引导客人、患者及家属放置物品时，可指示相应的位置，同时伴以语言"请放到这里"。

3. 近距离提示的训练方法

（1）体态　在沟通站姿基础上，面向对方。

（2）目光　注视对方，面带微笑。

（3）行礼　行点头礼后，配合指引手姿，朝近距离目标物体方向伸出手臂。

（4）语言　可以同时配合"您好，请签字""您好，请就座"等礼貌用语。

（5）复位　得到反馈后，恢复标准站姿。

（二）原地指路

在遇到他人问路时，需进行原地方向指引。

1. 基本要领　在站姿基础上，将手抬至一定高度，四指并拢，拇指微张，掌心向上，以肘为轴，伸出手臂指向目标方向，眼看中指的延长线，同时说"请往这边走"（图 5-50）。

2. 不同场合的原地指路　原地指路可以为固定位置的礼仪服务人员的指引，也可以发生在日常生活中的问路，需礼貌为他人引导。

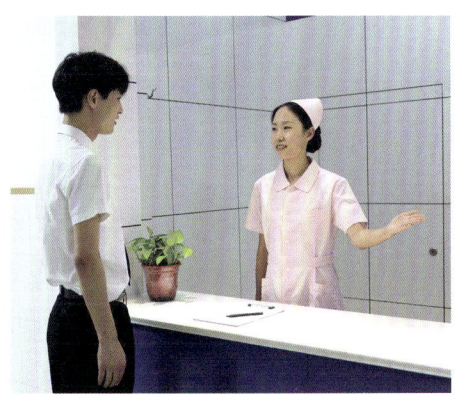

图 5-50　原地指路

3. 原地指路的训练方法

（1）体态　在沟通站姿基础上，面向问路者。

（2）目光　注视对方，面带微笑。

（3）行礼　面向问路者行点头礼后，配合指引手姿，朝目标方向伸出手臂，使手臂的延长线指向对方需要前进的方向，眼看向指引方向。

（4）语言　可以同时配合"您好，请往这边走""您好，请您向右走"等礼貌用语。

（5）复位　转头面向对方，得到反馈后，恢复标准站姿。

（三）伴随引导

伴随引导为行进过程中，为他人引导。

1. 基本要领　在行姿的基础上，引导者应走在被引导者左前方进行指引，并随机得体地进行交谈，遇到灯光暗淡、拐弯之处，应及时提醒，如"请左转"，指引手势应明确地告诉被引导者正确的方向，在进行交谈时头部、上身应转向对方。

2. 不同场合的伴随引导

（1）楼梯引导　引导他人上下楼梯时，引导者应走在被引导者的前面，并主动配合其步伐。在路面发生变化时，指引手势应指向脚下，适时给予提醒，以保证其安全。

（2）电梯引导　乘坐升降式电梯时，为确保被引导者的安全，引导者应先到电梯门口，控制电梯开关。出入有人控制的电梯时，引导者后进后出，请被引导者先进先出；出入无人控制电梯时，引导者先进后出，请被引导者后进先出。乘坐手扶式电梯时，尽量靠近右侧扶手站立，上电梯时，引导者居后；下电梯时，引导者在前。

（3）进门引导　轻轻敲门，待对方允许后方可进入，引导者先行一步，先向室内人员点头致意，站在门旁，待被引导者进入，介绍完毕后，向后轻轻退一两步，再转身走出房间，保持较好的行姿，出门时与室内人员道别后再轻轻地把门带上。

3. 伴随引导的训练方法

（1）向对方行点头礼，说"您好，我带您去B超室好吗？"

（2）在行姿的基础上，引导者应走在被引导者左前方进行指引。

（3）到达左侧拐弯时，左手向左指引，同时提醒说"请左转"。

（4）到达楼梯时，左手向上指引，同时提醒说"请往楼上走"。

（5）到达台阶时，左手向下指引，同时提醒说"请小心脚下"。

（6）进门时，站在门旁，引导他人进入，向后轻轻退一两步，再转身走出房间。

考点　引导礼仪

六、开关门礼仪

（一）基本要领

1. 开门礼仪　用右手食指或者中指弯曲后，轻轻敲门，连敲三下，待对方允许后方可进入，向室内人员点头致意，说"您好"，站在门旁，再轻轻地把门关上（图5-51、图5-52）。

2. 关门礼仪　打开门，退出房间，向室内人员点头致意或挥手，说"再见"，再轻轻地把门关上（图5-53）。

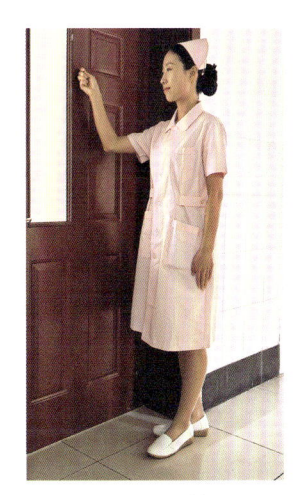

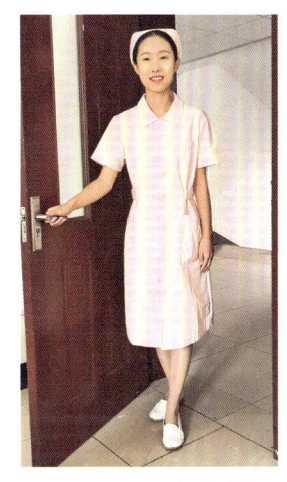

图 5-51　敲门　　　　　　图 5-52　开门行礼　　　　图 5-53　关门礼仪

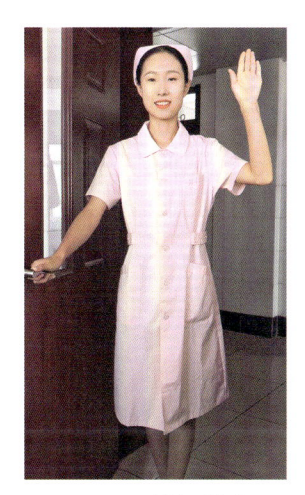

（二）不同场合的开关门礼仪

门是进出房间的入口，也是个人隐私的保护，因此在进入他人房间时需敲门进入。

1. 敲门　连敲三下，若无反应，隔一小会儿，再敲几下。

2. 无反应　当敲过几次门而没人来开时，应想到被访者家中可能无人，就不要再继续敲了。

3. 敲错门　如果遇到敲错门，应马上礼貌地向对方道歉，说"对不起"，切忌一声不吭，毫无表示地扭头就走。

4. 进出房间　进出病室、他人办公室或面试场所，门虽然开着，也应轻轻敲门或喊"报告"，获取对方同意后方可进入。

（三）训练方法

1. 开门礼仪　两人一组，乙敲门，"咚咚咚"。

甲："请进"；

乙：推门进入两步，面向室内人员，点头致意说"您好"，再轻轻地把门关上。

2. 关门礼仪

乙：面向门，拉开门把，出门并转身，向室内人员点头致意说"再见"，再轻轻地把门关上。

（四）禁忌行为

1. 禁忌不敲门直接开门进入。

2. 禁忌连续、重力地敲门，禁忌用手背、手掌或多个手指用力拍打。

3. 禁忌敲门太快或太慢，太快会让人感觉心烦，太慢会让人感觉散漫不自信。

4. 禁忌敲门力度太强或太弱，力度太大会让对方受到惊吓，给人以粗鲁、没有教养的感觉；力度太小别人听不见，让人感觉你胆子太小、紧张过度。

5. 禁忌关门声响过大，或背对他人关门。

七、其他行为礼仪

护士工作中还有一些行为，没有固定的姿势，但这些姿态的礼貌、规范、优雅可以体现护士优良的职业素质，给患者以安全感。

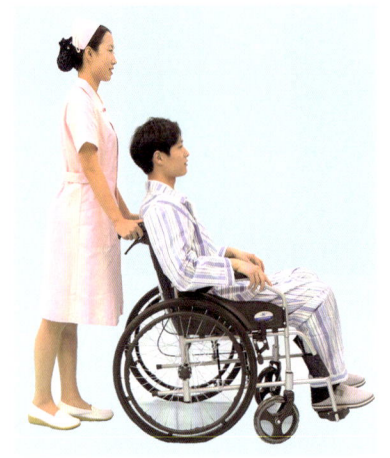

（一）轮椅运送患者

1. 基本要领　护士推轮椅至床尾，固定车闸，协助患者坐于轮椅中，并将其双脚置于脚踏板上，尽量使其靠后坐，系好安全带，然后站在轮椅后侧，松开车闸，双手握住车把，推行运送患者。运送过程中要掌握好方向，保持匀速平稳推行，途中保证患者安全、舒适，到达目的地后先固定车闸，再协助患者活动（图5-54）。

2. 不同场合的轮椅运送

（1）上下坡　上坡时护士在后，手握车把手均匀用力，两臂保持屈曲，身体前倾，平稳向上推行；下坡时，采用倒推下坡的方法，缓慢倒退行走，以防发生意外和引起患者不适。

图 5-54　轮椅运送患者

（2）进出房门　进出门时，应先将门打开，不可用轮椅撞门，以免震动患者引起二次损伤，造成患者不适或损坏建筑物。

（3）进出电梯　轮椅进出电梯的原则是倒退进出，根据患者需求调整方向，若电梯空间不足，不能旋转轮椅时，在保障患者安全的情况下，可以选择倒进正出或正进倒出的方式，进电梯后及时固定车闸，以确保安全。

3. 禁忌行为　①禁忌轮椅用前不进行安全检查；②禁忌无说明解释或无相应的提前告知；③禁忌无安全防范；④禁忌无保暖措施；⑤禁忌让患者久坐轮椅。

（二）平车运送患者

1. 基本要领　护士推平车至床旁，固定车闸，协助患者移到平车上，患者头部应置于大轮端，护士在头侧，运送过程中要掌握好方向，保持匀速平稳推行，运送途中保证患者安全、舒适，到达目的地后先固定车闸，再协助患者活动。

2. 不同场合的平车运送

（1）上下坡　上下坡时头在后，以防发生意外或引起患者不适。

（2）进出房门　进出门时，应先将门打开，不可用平车撞门，以免震动患者引起二次损伤，造成患者不适或损坏建筑物。

（3）进出电梯　根据患者需求调整方向，进电梯后及时固定车闸，确保安全。

3. 禁忌行为　①禁忌无说明解释或未取得患者同意；②禁忌中断必要的治疗或未妥善安置导管；③禁忌行走过程中不观察患者，或不做相应的提前告知；④禁忌无保暖措施；⑤禁忌患者头部处于小轮端。

在护理操作中，动作是连续的，同时很多护理行为会与患者发生接触，如协助患者翻身侧卧、口腔护理的牙齿擦洗、静脉输液中的扎止血带选血管、穿刺进针等，都需要与患者有直接或间接的接触。在接触患者时应有语言提示，动作轻柔，避免损伤，注意安全，避免增加患者痛苦。在护理操作中，禁忌没有语言提示直接动手操作，否则会给患者以恐惧和无礼感；禁忌动作粗暴，损伤患者；禁忌粗心大意或无安全防护，给患者以不安全感。

自 测 题

一、选择题

A1 型题

1. 下列关于基本站姿说法正确的是（   ）
   A. 双手垂握于下腹部
   B. 双手相握于中腹部
   C. 一臂垂于体侧，一手置于腹侧
   D. 双臂交叉于胸前
   E. 双手自然下垂，贴放于身体两侧

2. 站姿的基本要领不包括下列哪项（   ）
   A. 抬头、挺胸、收腹
   B. 目光平视前方
   C. 肩平自然舒展
   D. 两腿直立，脚跟分开
   E. 立腰提臀

3. 护士走路时，应步履轻盈，自然前后摆臂，向前摆臂约（   ）
   A. 45°   B. 35°
   C. 20°   D. 10°
   E. 25°

4. 护士行姿的基本要领中描述错误的是（   ）
   A. 两臂前后自然直摆，前摆约 35°，后摆约 15°
   B. 重心落在前脚掌
   C. 双脚踩在一条线的两侧
   D. 步幅为半个脚掌的距离
   E. 落步轻盈，步速均匀

5. 关于坐姿中，腿部不雅的动作是（   ）
   A. 勾脚尖   B. 双腿内收
   C. 双脚靠拢   D. 不乱抖动
   E. 小腿垂直于地面

6. 关于护士坐姿规范的描述，错误的是（   ）
   A. 坐于椅面的前 1/2～2/3 处
   B. 上身保持直立，轻稳落座
   C. 双膝并拢，双脚分开
   D. 女士双手叠放于大腿上
   E. 目视前方，下颌微收

7. 在正式场合中，入座要遵守的原则为（   ）
   A. 右进左出   B. 左进左出
   C. 右进右出   D. 左进右出
   E. 正面进出

8. 蹲姿是护士常用姿势之一，下面哪种情况下不应采取蹲姿（   ）
   A. 在换衣间系鞋带
   B. 整理衣柜下面储物柜
   C. 在患者身旁捡拾物品
   D. 为患者整理床头柜
   E. 协助患者穿鞋

9. 鞠躬礼是人们用来表示恭敬、答谢或致歉的一种常用方法，正确的是（   ）
   A. 以腰为轴，上身前倾
   B. 行礼时目视对方，面带微笑
   C. 鞠躬时双腿可分开站立
   D. 面对领导，为表尊重可鞠躬 90°
   E. 行礼时头部带动身体，目视脚尖

10. 下列关于进出病室说法正确的是（   ）
    A. 手持物品时可不敲门
    B. 敲门声音一定要大
    C. 敲门后立即推门进入
    D. 转身关门
    E. 进门后，先向患者问好

A2 型题

11. 护士小王身高 174cm，以前和同伴在一起时总是弯腰驼背以免高于他人，走路时，双脚呈内"八"字，工作后在病区内经常被旁人背后指点，认为她有失护士举止礼仪。为此，

小王开始在下班后对自己的身姿进行训练。在基本站姿训练中的靠墙法中，她的哪些部位应当和墙壁紧密接触（　　）

A. 后脑、肩和小腿

B. 后脑、肩、臀、小腿和足跟

C. 后脑、臀和足跟

D. 臀、小腿和足跟

E. 后脑、臀、小腿

12. 护士小张推治疗车时，其重心应落在（　　）

A. 下肢　　　B. 前臂

C. 脚　　　　D. 手

E. 上身

13. 患者李某因上呼吸道感染需要输液，护士小张在端治疗盘时，不正确的是（　　）

A. 取放平稳

B. 手不可接触治疗盘内无菌物品

C. 治疗盘紧贴身体

D. 肘关节成 90°

E. 身体站直，挺胸收腹

14. 护士小张，在查房过程中，不慎将笔掉在地上，在蹲下拾取过程中不妥的是（　　）

A. 注意遮掩自己身体

B. 下蹲时与他人侧身相向

C. 不离人过近时下蹲

D. 将臀部抬高，上身弯曲拾取物品

E. 两腿向下蹲，形成左高右低的姿态

15. 护士小张荣获本院优秀护士称号，为表示祝贺护理部主任在颁奖时与她亲切握手。在与人握手时下列哪种做法是正确的（　　）

A. 握手时间越长越好

B. 目光看哪里都行，只要表现热情就好

C. 目光注视对方，以表示尊重

D. 用指尖轻轻与对方相握

E. 用力握住对方手，以表示尊重

16. 患者王某与护士小张在走廊相遇时，最恰当的行礼方式是（　　）

A. 点头礼　　　B. 握手礼

C. 鞠躬礼　　　D. 挥手礼

E. 合十礼

17. 护士小张在引领患者时，对于手势的描述不正确的是（　　）

A. 右手或左手抬至一定高度

B. 以肘为轴

C. 以腕为轴

D. 掌心向上

E. 指向目标

18. 护士小张在推治疗车时，正确的是（　　）

A. 护士位于车后短护栏一侧，两手置扶手处

B. 身体距治疗车约 50cm

C. 推车进门时，须先将车停稳，用手把门打开后再推车进门

D. 重心集中于上臂

E. 行走时弓身靠近治疗车

19. 护士小张在引导患者入病室时，不正确的是（　　）

A. 在引导时要做到心到、手到、眼到、话到

B. 站于患者左前方，做到规范引导，适时提醒

C. 四指并拢，拇指微张，掌心向上，以肘为轴，朝一定方向伸出手臂

D. 伴语言，如"您的房间在这边，请您跟我走"

E. 目视前方，直走

20. 值班护士听到呼叫器呼救："3 床患者突然昏迷了。"此时护士去病室的行姿应为（　　）

A. 慢行步　　　B. 快行步

C. 跑步　　　　D. 小跑步

E. 快速跑步

二、简答题

1. 站姿的基本要领有哪些？简述几种不同场合的站姿。

2. 握手时应注意哪些问题？

（邢世波　于　蕾）

第6章 护士言谈礼仪

言谈礼仪是护士应当掌握的最基本的工作技巧，它贯穿于护理工作的始终。这种工作技巧掌握的程度将直接影响护理工作的水平和质量。同时，言谈的内容和方式也反映出护士的素质、能力和水平。因此，护士应重视对语言的学习和提高言语交流的艺术修养，以建立良好的护患关系，确保护理质量的不断提高。

第1节 护士言谈礼仪概述

案例6-1

患者张大爷，80岁，患糖尿病20年，还出现了老年性耳聋。张大爷做完检查后，找不到自己的病房，遇到实习护士小欣，询问："护士，9号病床在哪儿？"小欣回答："大爷，沿着这条走廊直走，尽头右拐，就在左手边第三个房间。"小欣说了很多遍，一次比一次声音高，可大爷仍然听不明白，引来了病区内其他患者的关注。之后，护士长和带教老师对小欣进行了批评教育。

问题：遇到这样的患者，你会怎么做呢？

一、护士言谈礼仪的作用

（一）良好的言谈礼仪是护患沟通的重要工具

护士不仅要掌握扎实的护理技能，还要提高自己的言谈礼仪，才能在护理工作中得到患者的信任，使沟通顺畅有效，以满足患者与家属对医疗和疾病信息的需要，减轻其焦虑和恐惧心理。同时，护士也可在较短的时间内准确了解患者信息，使工作事半功倍。

（二）良好的言谈礼仪有利于建立和谐的人际关系

良好的言谈礼仪是建立良好人际关系的基础，可以促进良好的护患关系与和谐的同事关系的建立，从而增进护士与患者、护士与医生及其他医务工作者之间的相互理解、相互支持和相互信任，保证医疗和护理工作安全顺利地进行。

（三）良好的言谈礼仪有利于收集信息

新入院的患者对医院环境不熟悉，容易缺乏安全感，不愿意配合治疗，护士使用得体的语言安慰患者，取得信任后，可以更高效地了解和收集患者身体、心理、社会环境等方面的有效信息，从而制订安全有效的治疗方案和护理计划。

二、护士言谈礼仪的原则

（一）尊重性原则

尊重性原则是确保交谈顺利进行的首要原则。护患交谈是以相互尊重为基础的，护士不能因为患者需要帮助而凌驾于患者之上，必须尊重患者，礼貌待人，充分考虑患者的意见，理解患者的决定，不要对患者的情况随意挖苦、讥笑。

（二）情感性原则

护士应以真诚的态度与患者交谈，语气要谦和亲切，充满真情实感，让患者感到温暖，真正做到"以患者为中心"；同时，语言要真切，实事求是，不传递虚假信息。

（三）平等性原则

护士面对的患者，在职业、年龄、收入等方面可能有所不同，但是护士应始终坚持平等待人的原则，要以自然平等的态度、亲切的话语与患者交谈，要理解、尊重对方。每一位患者都应该得到相同的照护。

（四）目的性原则

在交谈时，护士应注意保持谈话的方向性，无论是向患者询问一件事、说明一个事实，还是说服、劝告患者，均应以患者的健康问题为中心，做到目的明确，有的放矢，确保沟通的有效性。

（五）规范性原则

护士与患者谈话时要口语化、通俗化，避免使用患者难以理解的医学术语，做到语气亲切、发音纯正、吐字清晰、用词准确、语法规范。同时，要做到言谈举止落落大方，彬彬有礼。

（六）科学性原则

护士与患者交谈时，是以专业人员的角色出现的，因此，谈话内容应具有专业性、科学性，做到实事求是，客观介绍。严禁隐瞒、传递不确定内容或错误信息给患者，如民间秘方、偏方等。

（七）艺术性原则

针对不同的患者护士应采取不同的沟通方式，即语言沟通要具有艺术性，可拉近护士与患者及家属的心理距离，营造良好的护患关系。面对患者的不配合或一些突发状况，要用委婉、幽默的语言去化解，避免冲突。话题也应根据不同的场合来选择。

（八）保密性原则

护士在同患者交谈时必须注意语言的保密性，不该告知患者的事情，切不可好心转告，否则可能会给患者带来精神上的压力，如对癌症的确诊等。护士也必须尊重患者的隐私权，对患者的所有个人信息应加以保密。

考点 护士言谈礼仪的原则

三、护士言谈礼仪的基本规范

（一）文明礼貌

文明礼貌是言谈礼仪最基本的要求，是尊重他人的具体体现。护士在与患者交谈时，要使用礼貌性语言，如敬语、谦语和文雅的语言。

1.敬语　表示对他人尊敬、友好的语言，如"您""请"等。

（1）见面语　刚刚认识新朋友或见到老朋友时，表达自己的热情的语言，如"很高兴认识您"等。

（2）迎接语　表示欢迎的语言，如"欢迎光临"等。

（3）问候语　表示问好、问候的语言。护理工作中，见面语、迎接语均可用问候语替代，如"您好，挂号处在右边，请您这边走。"

（4）询问语　表示征得对方许可的语言，如"您需要什么帮助吗？"等。

（5）请托语　表示向他人提出某种请求或要求时使用的语言，常配合询问语使用，如"请您配合好吗？"

（6）赞美语　表示赞美他人的语言，如"太棒了！"等。

（7）安慰语　表示在他人不安、焦虑时对其进行宽慰、鼓励使用的语言，如"您先不要着急"等。

（8）祝福语　表示祝福他人时使用的语言，如"祝您早日康复"等。

（9）致谢语　表示感谢他人时使用的语言，如"谢谢您的配合"等。

（10）送别语　表示送别的语言，常用祝福语替代，如"祝您一路平安"等。

（11）致歉语　表示歉意或遗憾时使用的语言，如"对不起，让您久等了"。

2. 谦语　表示自谦时使用的语言，与敬语相对，经常用在别人面前谦称自己和自己的亲属。

3. 文雅的语言　生活中常用以替代一些随便、粗俗、忌讳的话语，如"明天我去拜访（看）您""您需要去洗手间（大小便）吗？"等。

（二）发音准确

要想顺畅地交流信息、沟通思想感情，首先要让对方听得清、听得懂。因此，护士应讲普通话，进行必要的语言训练，力求发音准确，吐字清晰。

（三）音量适中

声音过小或过大，都会影响交谈的效果。护士在与患者交谈时，应适度控制音量，既不能音量过小使患者听不清；又不能音量过大将信息散发，既不符合保密性原则，又有训斥他人的意思。

（四）语速适度

语速不宜过快或过慢，适中的语速应让患者听得清晰并感觉舒适，在加深理解的同时更加配合治疗。注意对不同患者语速应适当进行调整。

（五）语法规范

作为护士，无论是向患者或家属交代事情，还是向上级汇报工作，都应把事情的发生、发展、变化、结局准确地讲述明白。因此，语言应符合语法要求，合乎逻辑，用词贴切，杜绝歧义的产生。

（六）语气谦和

护士在与患者交谈时，应表现出足够的耐心和热情，通过对语气、声调与语调的控制，给人一种亲切谦和、平易近人的印象，不要盛气凌人，更不要表现出不耐烦，从而影响交谈效果。

（七）内容简明

护士在与患者交谈过程中，应力求做到表达内容简明扼要，以节省时间。同时，注意表达意思要准确，不能存在歧义。例如，患者术后询问什么时候可以吃东西，护士想表达"排气后就可以吃东西了"，就不应简单地回答："放屁"，否则患者会认为护士是在侮辱自己。

（八）通俗易懂

护士与患者进行交谈时，应尽量使用口语化语言，避免因使用难以理解的医学术语或医院常用的省略语而引起误解。例如，术前，护士对患者说："我来为您做备皮。"患者听到"备皮"不明所以并感到恐惧。

第 2 节　护士言谈礼仪的应用

案例 6-2

带教老师刘护士发现患者张大爷的手背血管比较粗、有弹性，容易操作，为了给实习护士小欣锻炼机会，就对张大爷说："小欣虽然是个实习生，但静脉穿刺技术非常熟练，您可以给她一次穿刺的机会吗？"

问题：你认为患者会同意吗？在沟通过程中，刘护士运用的是哪种情景性语言呢？

一、护士言谈礼仪的技巧与禁忌

（一）交谈的基本类型

1. **根据参与交谈人员的数量分类**　可分为个别交谈和小组交谈。个别交谈限于两人之间进行；小组交谈参与人数是 3 人或 3 人以上，最好控制在 3～7 人，最多不超过 20 人。

2. **根据交谈场所和接触的情况分类**　可分为面对面交谈与非面对面交谈。面对面交谈时，双方同处一个空间，均在彼此视觉范围内；非面对面交谈可以通过电话、互联网等进行，不受空间和地域的限制。护患交谈多采用面对面交谈，这样信息传递得更准确。

3. **根据交谈的主题和内容分类**　可分为一般性交谈与治疗性交谈。一般性交谈的谈话内容比较广泛，一般不涉及健康与疾病问题；治疗性交谈一般用于解决患者健康或减轻病痛等问题。护患交谈多采用治疗性交谈，可以促进患者康复。

考点　交谈的基本类型

（二）护士言谈礼仪的技巧

护士掌握一定的言谈技巧，无论是对患者、家属、上级还是同事，都有助于有效沟通，建立良好的护患关系，营造轻松、愉快的工作氛围。

1. **开场温馨**　护士在交谈开始时应提供支持性语言，以关心、理解来减轻患者的焦虑，营造一种温馨和谐的气氛。首先，护理人员应有礼貌地称呼对方，并做自我介绍；其次，选择合适的话题，如用问候语或询问语表示对患者的关心，以获得对方的接纳，顺利进入交谈主题。

2. **善于倾听**　倾听的目的是通过倾听与患者产生共情，令对方愿意说出真实意图和想法，以便掌握准确信息。护士在倾听中要做到：①目光接触，全程投入。面向患者，保持合适的距离，身体稍向患者方向倾斜。倾听时，用30%～60%的时间注视患者面部，目光保持适当接触。②耐心倾听，及时反馈。患者诉说时，护士不要随意插话或打断话题，可以通过"嗯""好的"等语言形式，也可以是点头等非语言形式，鼓励其继续诉说。③控制干扰，引导交谈。护士应做好充分准备，尽量降低外界干扰。交谈时，可适时进行提问，但不要妄加评论，不急于做出判断，当患者离题较远时，可适当引导交谈，回归正题。④目的明确，信息收集。交谈时，护士应善于寻找患者谈话的主题，全面收集信息，以了解其真实想法。

3. 巧妙提问　提问是收集、核对信息的重要方式，也是使交谈能够围绕主题顺利进行的基本方法。

（1）提问方式　提问一般分为开放式提问和封闭式提问两种。

1）开放式提问：所问的问题应答范围没有限制，但所提问题都应围绕主题展开。优点是患者能充分说出自己的观点、意见和感受，护士能从中收集更全面的信息，如"您能说说您的病情吗？"；缺点是易偏离主题，耗时较长。

2）封闭式提问：所问的问题应答限制在特定范围内，带有强烈的目的性，应答者只需回答"是"或"不是"等。优点是护士在短时间内就可获得所需信息，节省时间，如"伤口疼不疼？"；缺点是回答问题的自由度小，限制了患者的思路和自我表达，护士难以获得提问范围以外的信息。

（2）提问的注意事项　①提问要围绕主题展开，一次提问不要过多，要等患者回答后再提出第二个问题；②提问时语言要通俗易懂；③禁用指责、质问式语气提问；④严禁强行探询与治疗无关的个人隐私，若工作需要，需适当向患者解释，防止发生误会。

4. 恰当核实　核实是指在交谈过程中，护士为了验证自己对内容的理解是否准确所采取的技巧，是一种反馈机制，它可以分为重述和澄清两种方式。

（1）重述　包括两种情况：①护士将患者的话重复一遍，患者确认；②护士请求患者将说过的话重复一遍，护士确认。

（2）澄清　护士将患者模棱两可、含糊不清或不完整的陈述描述清楚，与患者进行核实，从而确保信息的准确性。例如，患者说"睡得不好"，护士需要核实"不好"这个词语，了解患者睡眠的时间与质量。

5. 简明阐释　即阐述并解释。护患交谈中，护士往往运用阐释技巧解答患者的各种疑问，解释护理操作的目的及注意事项，针对患者存在的健康问题提出建议和指导。阐释的基本原则包括：①尽可能全面地了解患者的情况；②将需要解释的内容以通俗易懂的语言向患者阐述；③使用委婉的语气向患者阐述自己的观点和看法，使其感受到关心和尊重。

6. 适度移情　即感情投入的过程。移情是站在患者的角度，通过倾听、提问等交流方式，深入了解患者，理解患者感受，并做出恰当的言语反应，而不是表达自我情感或同情他人。移情是建立良好的护患关系的基础。

7. 沉默是金　沉默是一种超越语言的交谈技巧，可以化解很多不必要的纠纷，增加交谈的有效性。护士可以通过沉默起到以下四方面的作用：①表达自己对患者的同情和支持；②给患者提供思考和回忆的时间、诉说和宣泄的机会；③暂时缓解患者过激的情绪和行为；④给自己提供思考、冷静和观察的时间。

8. 巧避尴尬　在护理工作中，经常会遇到一些难以应付或尴尬的场面，我们可以通过以下方式来化解尴尬：①采用"善意曲解"的办法，假装不明白他人言行的真实含义，转而从善意的角度理解其意思；②采用"转移话题"的办法，规避某些较为严肃、敏感的问题，用一些轻松、愉快的话题活跃气氛，缓解僵持的场面，或找个借口给对方台阶下；③采用"医学角度"的方法，化解困境，如患者术后放屁了，护士可以告知患者："排气了，这是好现象。"

9. 适时鼓励　在交谈中，护士适时对患者进行鼓励，可增强患者战胜疾病的信心；对患者家属进行鼓励，可取得其对医护工作的支持，配合医院做好患者的治疗工作。

考点　护士言谈礼仪的技巧

（三）护士言谈礼仪的禁忌

1. 禁忌的话题　护士应站在专业的角度对患者进行提问，忌讳询问患者与治疗无关的个人隐私。避免捉弄他人、非议他人和令他人反感的话题。

2. 禁忌的语气和语调　护患交谈时，护士忌用命令式、质问式或训斥式语气，否则会让患者产生被审讯、训斥的感觉，不愿意配合治疗；也忌用生硬冷漠的语调，否则会使患者处于拘谨、压抑的状态，不利于患者的康复。

3. 禁忌的语言　护患交谈时，护士忌用不文明性、伤害性语言，否则会伤害患者的自尊心，甚至会导致护患冲突；同时，也忌用过多专业术语，否则会使患者理解困难，产生交流障碍，如"尿潴留"等。

4. 禁忌的角色　护士应注意自己的语言形象，避免给患者留下喋喋不休、一言不发、尖酸刻薄、逢人诉苦的印象，这会让患者产生抵触厌烦的情绪。

5. 禁忌的态度　护士要避免对患者表现出反感、含糊其词的态度，否则易破坏护患关系，也有悖于护理职业道德。

6. 禁忌的方式　护士不应该因患者地位、贫富差异等因素歧视患者。护士应尊重患者的人格尊严和权利，在言谈中要以人为本，对待不同性别、不同年龄、不同职业、不同文化背景的患者采用不同的交谈方式。

二、护士言谈礼仪的注意事项

（一）选择恰当的交谈环境和时机

护士应根据交谈内容选择恰当的交谈环境，如地点、温度、光线、隐秘性、有无噪声等；同时，护士要根据患者的生理、心理状况等选择与其适宜的交谈时机，如不宜选在吃饭、治疗、休息的时间。普通场合的小规模交谈，以半小时为宜，最长不要超过1小时。

（二）尊重患者，以诚相待

护士在与患者交谈时，首先应尊重患者。无论患者的年龄、地位、经济条件、身体状况等如何，都应以真诚、友善、礼貌的态度对待患者，做到面带微笑、语言谦和。其次，护士应体谅患者的生理痛苦、心理压力、经济负担，多从患者的角度考虑、分析问题。最后，护士在与患者交谈时要注意倾听，避免一些不礼貌的行为和举动，如随意打断话题、打哈欠、东张西望等。

(三) 注重非语言信息的传递

护士不仅要熟练掌握言谈技巧，还要重视非语言沟通在交谈中的运用。

1. 表情　在交谈时，护士的表情应和蔼可亲、乐观向上，具有较强的感染力，目光应专注温柔，可增强患者的信任感；同时，护士也要善于解读患者目光中的信息，观察其言行，了解其真实想法和需求。

2. 姿态　护士的姿态能反映护理专业独特的美。整个身体的姿态，要做到直而不僵，松而不懈，给患者及家属一种俊美、纯洁、大方、信任之感，良好的姿态对疾病的治疗和康复有促进作用。

3. 动作　护士在与患者交谈过程中，应该注意动作的使用，它可以给予患者关爱和心理支持，尤其是针对听力障碍的患者，更应用手势、动作来加强沟通。运用手势动作时，应轻巧灵活，如竖起大拇指表示赞扬、鼓励；运用触摸动作时，要考虑性别、年龄、亲疏、情境等因素，否则会适得其反，如拥抱、轻拍肩臂等。

(四) 选择恰当的交谈话题

护士在与患者交谈时，要根据不同对象选择恰当的交谈话题，实现护患的进一步沟通。

1. 选择与健康有关的话题　与患者交谈首先应选择的是与其疾病和健康相关的话题，这是患者最关心的问题，患者交谈的态度也就比较积极。此时，护士应抓住时机，向患者介绍相关的健康知识，既达到健康教育的目的，又使患者感受到自己对他的关心和重视。

2. 选择既定的话题　既定的话题即交谈双方已经约定好的、事先准备好的话题，如征求意见、传递信息、寻求帮助、研究工作等。这类话题适用于正式场合的交谈。

(五) 掌握说话的分寸

护士要注意说话的分寸，顾及患者的感受，不伤害患者自尊，尽量不用不留余地的词语，如"肯定会"等；公众场合言谈举止要文明，不能旁若无人地高谈阔论、大声说笑；不谈论患者隐私或在背后议论患者，否则会引起患者的反感。

三、护理操作中常用的情景性语言

言谈礼仪体现在护理工作的方方面面，因而，护士在任何场景中都要注意自己的言谈举止。

(一) 常见的护理工作情景

1. 交接班　为保证护理工作的连续性，护士在上下班前都要进行交接班，交接班时要注意言谈礼仪。

(1) 集体交接班　晨会集体交接班是护理工作中的一个重要环节。交班者报告本病区患者总数、出入院等整体情况应声音洪亮、口齿清晰、语速适宜，交班内容应全面，简明扼要；接班者应全部到齐，严肃、认真，不清楚的要及时提问。同时，要严格掌控时间。

（2）床头交接班　交班护士首先要对患者热情地问候，并要告知患者现在进行交接班；然后用陈述的语气介绍患者的详细情况，并且注意不要泄露患者的隐私，以免让患者觉得难堪。

2.询问病史　在护理工作中，询问病史是护士与患者进行交流的第一步，因此，护士的表现、提问尤为重要。

（1）语言通俗，紧扣主题　护士在询问病史时以开放性提问作为问诊的开始，让患者诉说自己的感受。遇到需进一步了解的问题或患者的诉说偏离主题时，应适时引导，以得到具体的资料。问诊的过程中，不要使用医学术语，否则易造成患者对护士所提的问题不理解或产生误解。

（2）思路清晰，过渡流畅　在问诊项目转换时，要做到思路清晰，过渡流畅，使患者适应问诊内容的转变，如从询问现病史过渡到询问既往病史："刚才了解了您现在的情况，那您以前的情况呢？我们也需要了解一下。"

（3）职业操守，保护隐私　在询问病史的过程中，常常会涉及患者的隐私或一些不愿提起的事情，如果这些事情与疾病的关系不大，可回避；如果评估过后，发现这些事情与患者的健康有着极大的联系，应向患者或家属解释后再询问。对于这类问题，无论是患者自己说出，还是通过询问得到，未经患者同意都不得扩散或泄露。否则，有可能构成违法行为。

3.实施护理　为了确保护理措施的顺利落实，在实施护理的过程中要注意言谈礼仪。

（1）核对解释要清楚明确　实施护理措施前，护士应使用礼貌的称呼和柔和的语气向患者核对相关信息，用患者能理解的语言解释操作目的、注意事项等，以解除患者的疑虑和取得患者的配合。

（2）指导要准确、适时　在实施护理的过程中，很多地方需要患者的配合，护士应适时以鼓励性、安慰性语言指导患者配合的方法，使护理工作顺利进行。

（3）特殊情况下的言谈礼仪

1）悲伤的患者：护士应鼓励患者及时表达自己的悲伤，最好能陪患者在僻静的地方待一会儿，用鼓励、倾听、沉默等技巧表示对患者的理解和关心，使患者能顺利平复心情。

2）抑郁的患者：护士对患者的反应要多一点关注，以亲切和蔼的态度，用提问、倾听等技巧鼓励患者说出自己的想法和感受，以实际行动多关心体贴患者，使其感受到关怀与重视。

3）愤怒的患者：护士应用倾听、沉默等技巧耐心了解患者愤怒的原因，尽量让患者表达和发泄焦虑或不满，帮助患者平息愤怒情绪，对患者遇到的问题或困难做出理解性反应，稳定其情绪。

4）感知觉障碍的患者：对听觉障碍患者，护士需多用态势语言与其沟通，必要时可进行书面交流，切忌大声喊叫；对视觉障碍患者，护士要注意说话的语速应缓慢，语调要柔和，表达要简洁准确，接近或离开时要及时告知。同时根据患者情况运用恰当的触摸方式，让其感受到护士的关心和支持。

5）要求过高的患者：护士应多与患者沟通，耐心倾听患者的抱怨，对患者的合理要求及时给予满足。

> **考点** 与不同情绪患者的口头沟通礼仪

（二）护理常用的情景性语言

在以上情景中，护患交谈常用的语言有如下几方面。

1. 安慰性语言　护士对患者进行安慰，可稳定其不安或烦躁的情绪，有利于疾病治疗，如"不要紧张，我在您身边"。

2. 解释性语言　进行护理操作时，给患者进行必要的、有效的讲解，以便患者配合，如"为了监测您的病情变化，现在需要给您采血化验，请您配合好吗？"。

3. 劝说性语言　护理工作中常会碰到患者不愿意配合治疗的情况，需要护士运用劝说性语言进行说服，以取得配合，如"您不用害怕，就是在胳膊上打个小针，坚持一下，马上就好"。

4. 指令性语言　用于告知患者必须严格遵照执行治疗护理的规定或常规时，表达要科学规范，如"滴速为您调节好了，请您不要随意调节"。

5. 鼓励性语言　护士对患者进行鼓励，是对患者的心理支持，能调动患者的积极性，增强其战胜疾病的信心，如"您配合得真好，继续再来一次"。

6. 暗示性语言　运用暗示性的积极性语言来影响患者，可以给患者以良好的心理刺激，使护理效果达到预期目的。

> **考点** 护患口头沟通常用的语言

"好护士"刘泉利

患者至上，是她的人生信条；工作第一，是她的立身原则。20多年来，她将患者当亲人对待，默默无闻地奉献在护理一线。有位患脑梗死、气管炎、脑血栓等多种病症的老年患者，一年要住院多次，刘泉利把他当父亲一样照顾；作为护士长她认真学习先进的管理经验，推行"以患者为中心"的服务理念，亲自带领护士为患者洗头、泡脚、擦浴等，赢得了家属的好评。她就是新疆生产建设兵团第七师一三〇团医院护士长刘泉利。在平凡的岗位上，她用爱滋润患者的心灵，用行动弘扬"南丁格尔精神"。2016年3月，刘泉利荣登"中国好人榜"。

自 测 题

一、选择题

A1 型题

1. 在护患交谈中，如果护士希望得到更多、更真实的患者信息，可采用的最佳技巧为（　　）
   A. 倾听　　　　　　B. 核实
   C. 重述　　　　　　D. 提问
   E. 鼓励

2. 良好的语言能给患者带来精神上的安慰，体现了语言的（　　）
   A. 广泛性　　　　　B. 保密性
   C. 规范性　　　　　D. 情感性
   E. 通俗性

3. 在护患交谈中，护士移情是指护士（　　）
   A. 鼓励患者　　　　B. 怜悯患者

C. 理解患者感情　　　D. 同情患者

E. 关心患者

4. 护患沟通的首要原则是（　　）

A. 治疗性　　　　　B. 尊重性

C. 规范性　　　　　D. 保密性

E. 艺术性

5. 言谈交流中的禁忌话题不包括（　　）

A. 涉及与治疗无关的个人隐私的话题

B. 非议旁人的话题

C. 令人反感的话题

D. 既定的话题

E. 人身攻击的话题

6. 在护患交谈中，为了给患者提供思考的时间，护士可采用的最佳技巧为（　　）

A. 倾听　　　　　　B. 核实

C. 鼓励　　　　　　D. 沉默

E. 患者重述

7. 不利于患者抓住交谈主题的是（　　）

A. 从主诉开始引导话题

B. 事先了解患者资料

C. 随意提出新话题

D. 解释患者的提问

E. 准备交谈提纲

A2 型题

8. 患者："我每天抽少量烟，已经好多年了。"护士："请您告诉我您每天抽几支烟？抽了多少年了？"请问：在上述对话中，护士应用了哪一种沟通技巧（　　）

A. 重述　　　　　　B. 总结

C. 澄清　　　　　　D. 反映

E. 阐释

9. 足月产新生儿，因患吸入性肺炎送儿科抢救室抢救，护士抢救完后送回病房，家属询问患儿相关情况，护士应该（　　）

A. 隐瞒病情　　　　B. 夸大病情

C. 暂不回答　　　　D. 客观介绍

E. 简要回答

10. 患者，女，30 岁。因心搏骤停正在抢救，家属在一旁哭闹。护士应该对家属说（　　）

A. "赶紧出去，不要耽误抢救。"

B. "你小声一点，不要影响我们抢救，谢谢！"

C. "请您先离开抢救现场，谢谢！"

D. "相信我们，会抢救过来的。"

E. "已经这样了，哭是没有用的。"

11. 护士小王在与患者沟通时，希望更多地了解患者对病情的自我感觉和治疗的看法，她应选择的交谈技巧是（　　）

A. 沉默　　　　　　B. 认真倾听

C. 封闭式提问　　　D. 开放式提问

E. 复述

12. 张女士，被诊断出"乳腺癌早期"，她认为此病无法治疗，情绪低落。护士小李问她："您不舒服吗？"属于（　　）

A. 诱导性提问　　　B. 假设性提问

C. 启发性提问　　　D. 封闭性提问

E. 开放性提问

13. 王女士昨天刚刚做了双下肢截肢手术，早上护士进病房时发现她躺在床上暗暗地流泪，此时护士的最佳反应是（　　）

A. 佯装没看见

B. 悄悄离开病房

C. 静静地坐在床旁陪着她

D. 试着让患者说出伤心的理由

E. 说一些让患者开心的事情

14. 某患者对护士说："医生通知我明天去做胃镜检查，我真不想去。"此时，护士的最佳反应是（　　）

A. "您可能是怕疼，没关系，我会在旁边陪着您。"

B. "您能否告诉我为什么不想做这项检查？"

C. "您一定是害怕疼，别紧张，您完全可以忍受。"

D. "您害怕做这项检查？"

E. "您觉得没必要做这项检查？"

15. 患者，男，19 岁。尿道损伤后出现排尿困难。护士遵医嘱为其留置导尿。患者表情紧张：

"会不会很疼呀？"下列回答较妥当的是（　　）

A．"放心，一点儿也不疼。"
B．"当然会疼，谁让你受伤了呢！"
C．"不太清楚。"
D．"为了治病，疼也得忍着！"
E．"会有一些疼痛，我会尽量帮您减轻痛苦。"

二、简答题

1．护士言谈礼仪的技巧是什么？
2．护士言谈礼仪的原则有哪些？

（胡秀英）

第 7 章 护士交往礼仪

交往礼仪是指人们在日常社会交往活动中共同遵守的行为规范与准则。护士在日常生活和工作中注重礼仪，有助于与患者、家属和医护人员之间建立良好的人际关系，有助于各项工作顺利开展。

第 1 节 基本交往礼仪

案例 7-1

学生小欣去医院见习，看到护士小王要为 20 床患者输液，小王推治疗车到达病室门口时，患者正要出门，小王随口就说"打针了"，接着推治疗车进了病室，而转过身时却发现患者已经走了。

问题：1. 在本案例中护士小王的问题在哪里？

2. 在与人沟通时，首先应注意什么？

常用的基本交往礼仪有称谓礼仪、介绍礼仪、通信礼仪、会议礼仪等。

一、称谓礼仪

称谓，也叫称呼，是指人们在日常交往时彼此之间所采用的称呼语。它是人际关系的桥梁和纽带。在人际交往中，选择正确、恰当的称呼，可反映自身的修养，也体现对对方的尊重，是交往成功的开端，也是社会文明的体现。

（一）称谓礼仪的作用

1. 表示尊重　称谓是双方交往的语言开端，得体的称谓所表现出的尊敬、亲切，能很好地传达情感，缩短心理距离，增进双方感情。

2. 明确人际距离　在不同的情况下，使用不同的称谓，意味着交往双方人际距离的不同。

（二）称谓礼仪的原则

1. 礼貌原则　礼貌地称呼对方是称谓的基本原则之一，礼貌的称谓不仅是对他人的尊重，也表现出自身文明、守礼的社会交往素养。例如，与年长者见面时用"您"比用"你"更恰当。

2. 尊敬原则　中国自古就有"长幼有序""敬老爱幼"的优良传统，称呼对方时，应尊崇从大、从老的原则。在交流中必须从尊重对方的角度进行交谈。例如，根据年龄，可称对方"爷爷""奶奶""叔叔""阿姨""姐姐"等；在人多的场合，打招呼的次序为先长后幼、先高后低、先女后男、先疏后亲。

3. 适当原则　根据交往对象、场合、双方关系、文化传统及风俗习惯，选择适当的称谓。一方面在正式场合要采用较为规范的称谓，如王先生、李女士；另一方面又要入乡随俗，如现代网络语言"美女""亲"等，年轻人在非正式场合使用这种称谓，可促进双方感情，但这种称谓不能用于正式场合及与年长者的交往中。有多重关系者在正式场合应选择公众称谓，如"经理""主任"，私下场合可选择显示关系亲密的称呼，如"叔叔""阿姨"等。

（三）国内常用的称谓方式

1. 通用称谓　国际上通常称成年男子为先生；已婚女子称夫人、太太（Mrs）；未婚女子称小姐（Miss）；对婚姻状况不清者最好称女士（Ms）。在校学习的学生互称"同学"；服役官兵互称"战友"等。

2. 敬谦称谓　交往中为体现对他人的尊重和自己的修养，在称呼对方时，常用"您、尊、贵、令、兄"等词称呼对方，如"贵院""令尊"等，以表明说话人的谦恭和尊敬。在称自己和家人时，常用谦称，如称自己为"鄙人"；称自己的长辈为"家父""家母"或"家慈"；称晚辈时，常冠以"舍""犬""小"等，如"犬子""小女"等。

3. 职业称谓　是与职业特征比较明显的人交往时使用的称谓，通常可以在其姓氏后加职业名称称呼对方，如"刘医生""张护士"等。

4. 职务称谓　对有明确职务者，可根据交往对象的职务来相称，以表示对他的尊重，如"刘经理""张局长""李主任"等。

5. 职称称谓　对具有职称者，尤其是具有高级、中级职称者，在工作和交往中以其职称相称，如"王教授""刘工程师"。

6. 学衔称谓　在工作中以学衔作为称呼可增加被称呼者的权威性，有助于增强现场的学术氛围，如"李博士"。

7. 姓名称谓　姓名，即一个人的姓氏和名字。姓名称谓是使用比较普遍的一种称呼形式。用法大致有以下几种情况。

（1）全姓名称谓　即直呼其姓和名，如"吴常华""李小青"等。全姓名称谓有一种庄严感、严肃感，一般用于学校、部队或其他庄重场合。一般情况下，在人们的日常交往中，指名道姓地称呼对方是不礼貌的。

（2）名字称谓　即省去姓氏，只呼其名字，如"大伟""建华"等，这样称呼显得既礼貌又亲切，运用场合比较广泛。

（3）姓氏加修饰称谓　即用对方的姓氏加修饰称呼对方。对与自己比较熟悉或交往多年的同龄人，常在其姓前加"老"字称之，如"老张"；对比自己年轻、身份低的人，则在其姓前加"小"字称之，如"小张"；对年长且德高望重者，可在其姓后加"老"字称之，如"李老"。

8. 亲属称谓　在与非亲属交往中，有时以自己亲属的称谓称呼对方，如"李奶奶""王哥"等，尤其是在非正式场合的民间交往中，亲属称谓能给人以亲切、热情之感，也能拉近彼此的距离。对自己的亲属则不应该冠以姓氏，会起到相反的作用。

（四）称谓礼仪的注意事项

1. **避免错误的称谓**　错误地称呼对方：误读，表现为念错对方的姓氏或者姓名，如"解（jiě）"作姓时应读作"解（xiè）""单（dān）"作姓时应读作"单（shàn）"等；误会，主要指误会对方的身份，如将未婚女子称为"夫人"等。

2. **称谓要尊重常规**　要根据民族、文化、传统和风俗习惯选择称呼。有些称谓，具有一定的区域性，如山东人喜欢称呼朋友为"伙计"，但南方人将"伙计"认为是"打工仔"。

3. **禁忌无称谓**　即不称谓对方，直接开始对话，如"输液了""吃药了"等。

4. **称谓要分场合**　注意像一些昵称、小名或者绰号的称呼仅适用于非正式场合，或者熟人之间，不可用于正式或社交场合。①庸俗的称谓，如"哥们儿"等一类的称呼，正式场合会显得不合时宜；②乳名，正式场合会降低人的身份；③绰号、昵称或蔑称，如"土包子"等，极易伤害交往对象的自尊，并显现出自身的低俗，缺乏教养。

5. **不轻易使用代号称谓**　注意不要用"喂""哎""21床""那个肚子疼的"等这样的方式称呼对方，既显得非常不礼貌，也缺乏尊重。

6. **称谓要遵循"就高不就低"的原则**　例如，被称呼者李某，职业是老师，技术职称是教授，我们一般称呼其为"李教授"以示尊重。

（五）护士在临床工作中应用的称谓

1. **医护人员之间的称谓**　医护人员之间相互称谓时，可称"医生""大夫""护士"，有职务、职称者可称"主任""护士长"等，也可以根据不同的交往对象和场景，灵活使用职业称谓、职务称谓、姓名称谓或亲属称谓。

2. **护士对患者的称谓**　在护理实践工作中，护士对患者的称谓，应遵循以下几点：①可以根据患者身份、职业、年龄等具体情况因人而异，力求准确、恰当；②避免直呼其名，尤其是初次见面会显得不礼貌；③不可用床号取代称谓；④与患者谈及其配偶或家属时，适当用敬称，以示尊重。

> **考点**　称谓的原则

二、介绍礼仪

介绍就是说明情况，让交往对象彼此了解。介绍是社交场合中人与人相互认识、增进友谊、建立联系的最基本、最常用的方式。

（一）介绍的作用

一般情况下，介绍的作用在于：①让对方了解自己的姓名、职业等基本信息；②拉近人与人之间的距离；③使陌生人相处得更加轻松愉快；④扩大交际圈，广交朋友；⑤有助于进行必要的自我展示和宣传。

（二）介绍的原则

1. **时间原则**　介绍要在恰当的时间进行，自我介绍最好选择在对方有兴趣、有时间、干扰少的情况下进行；他人介绍在征询他人同意后方可进行；出示名片应把握恰当的时机，选择在交谈开始前、交谈融洽时、握手告别时进行。

2. 顺序原则 介绍中应遵循"尊者有优先知情权"这一规则，介绍顺序为：①将年轻者介绍给年长者；②将身份低者介绍给身份高者；③将男士介绍给女士；④将客人介绍给主人；⑤将晚到者介绍给先到者；⑥将未婚者介绍给已婚者；⑦将个人介绍给集体或将集体介绍给个人；⑧由近及远；⑨当介绍双方性别相同、年纪相仿、职务相当时，可不分先后自由介绍。

在护理实践中，需要根据需求、目的、对象、特定的场景和彼此熟识的程度选择合适的介绍方式，做到思路清晰、繁简得当、沟通有效、利于工作。

3. 姿势原则 介绍他人时介绍者可采用指引手姿（图7-1）。介绍自己时，可将右手放在胸前，不可用手指指向自己。

被介绍者的姿势：在介绍过程中除女士和年长者外，一般被介绍者都应点头示意或起身站立，面带微笑，目视介绍者或对方，以表示尊重。介绍后，身份高的一方或年长者，应主动与对方握手，问候对方，表示非常高兴认识对方。

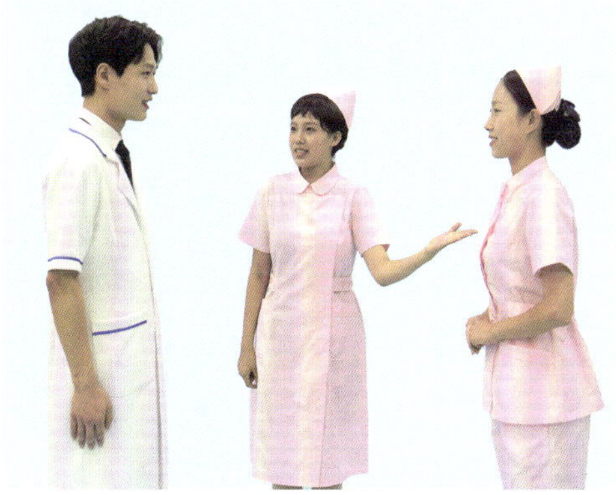

4. 简洁原则 介绍的语言要简洁，介绍双方彼此认识即可。但在较正式场合要将双方的姓名、职务、职称、单位等作较详细介绍，以便双方采取合适称谓。

图 7-1 介绍他人

（三）介绍方式

1. 自我介绍 是双方互不认识，将自己介绍给他人，以使对方认识和了解自己的一种介绍方式。

（1）自我介绍的形式

1）应酬式：适用于一般性的社交场合，内容较为简洁，只介绍姓名即可。例如，"您好，我叫刘丽"。

2）工作式：适用于工作场合，一般包括：本人姓名、工作单位或部门职务、从事的具体工作三项，又称工作式的自我介绍"三要素"。例如，"您好，我叫王娜，是县医院心内科护士长"。

3）交流式：需要与交往对象进一步沟通时，采用此种方式。它包括：姓名、工作单位、籍贯、学历、兴趣及与交往对象的社会关系。例如，"您好，我叫王宏建，在市医院工作，我是××大学16届的毕业生，听说我们是校友，以后还请您多关照。"

4）礼仪式：适用于讲座、演讲、庆典仪式等一些正规而隆重的场合。介绍的内容除了姓名、单位、职务外，还应根据具体情况增加介绍内容，意在表示对交往对象的友好和敬意。例如，"各位来宾，大家好！我是第一人民医院护理部主任王莉，我代表本院全体医护人员热烈欢迎各位领导专家莅临指导，谢谢大家的支持。"

5）问答式：适用于应试、应聘和公务交往。针对对方提出的问题，做出自己的回答。问答式的自我介绍，应该是有问必答，问什么就答什么。

（2）自我介绍的注意事项 ①态度要自然、亲切，举止端庄、优雅；②内容要真实准确；

③时间恰当，以半分钟左右为佳，最好不超过1分钟，在特殊情况下，如应聘时自我介绍时间可稍长，但也不要超过3分钟；④如有介绍人在场，应由介绍人引见，再作自我介绍。

（3）自我介绍在临床工作中的应用　患者住院到病房时，接班护士应该主动介绍自己。①工作式的自我介绍，目的是让患者初步了解护理人员，尽可能减轻患者对医院陌生环境的生疏感；②接待病情较重的、行动不方便的、年老体弱的患者，不可见到患者就作自我介绍，可以先简单打招呼，如"您好"，然后搀扶患者坐稳、坐好后再介绍自己，这样便于患者倾听，也体现出护理人员对他们的爱护和关心。

2. 他人介绍　又称第三者介绍，是第三方为彼此不相识的双方引见、介绍的一种介绍方式。

（1）他人介绍的形式

1）标准式：适用于正式场合。介绍内容以双方的姓名、单位、职务为主。例如，"我给两位介绍一下，这位是××医院护理部的李主任，这位是××医院的王院长。"

2）礼仪式：适用于正式场合。是一种比较正规的介绍方式。介绍内容同标准式介绍内容，但语气、称谓、表达上更为礼貌、谦恭。

3）强调式：适用于各种社交场合。介绍者有所准备，有意要将甲推荐给乙，内容上通常会将甲的优点加以重点介绍。

4）简单式：适用于一般的社交场合。内容只有双方姓名或职位，甚至只提及双方姓氏，然后由双方自行介绍或交流。例如，"我来介绍一下，这位是谢院长，这位是徐护士长，你们认识一下。"

5）推荐式：适用于比较正规的场合。介绍者根据目的，有意将一方举荐给另一方。例如，"刘院长您好，这位是××医院的张护士长，对脑出血患者的护理很有研究，在业内享有较高的声誉。"

（2）他人介绍的注意事项　①要先征得双方同意；②介绍后，介绍者不宜抽身便走，应稍停片刻，引导双方交谈，待他们能够顺利交谈后，才能离去。

3. 集体介绍　是他人介绍的一种特殊形式，被介绍者一方或双方都不止一个人，大体可分两种情况：为一人和多人作介绍；为多人和多人作介绍。集体介绍的顺序可参照介绍原则，也可酌情处理。

（1）少数服从多数　当被介绍者一方为一人而另一方为多人时，应先介绍人数较少的一方。例如，"大家好，这位是李娜，刚刚入院，请大家多多关照。"

（2）强调地位、身份　当被介绍双方地位差别较大，一方有特殊的身份、地位，虽人数较少或仅一人，也应将其放在尊贵的位置。

（3）单方介绍　在演讲、报告、比赛、会议、会见时，往往只需要将主角介绍给广大参加者。

（4）多方介绍　若被介绍的不止两方，需要对被介绍的各方进行位次排列，排列的方法为：以其负责人身份为准；以其单位规模为准；以单位名称的汉语拼音顺序为准；以抵达时间的先后顺序为准；以座次顺序为准；以距介绍者的远近为准。

4. 名片介绍　名片是经过专门设计，能表示自己身份、便于交往、联系和执行任务的卡片（图7-2），是个人身份的介绍。名片内容一般包括姓名、地址、邮政编码、电话号码、单位、职称、社会兼职等。其中名片的交换应注意以下几点。

（1）递送名片礼仪　递送名片时，应面带微笑，目光正视对方，起立、用双手拿着名片，呈递给对方（图7-3）。名片以正面出示，同时可以说"请多关照""请多指教"等寒暄语。

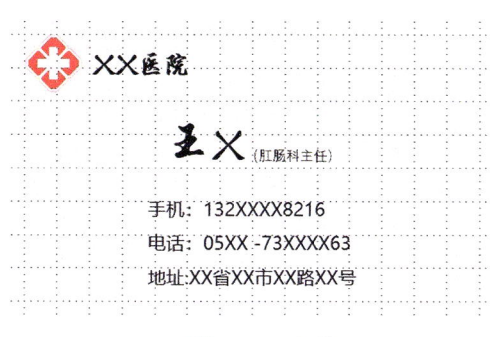

图 7-2　名片

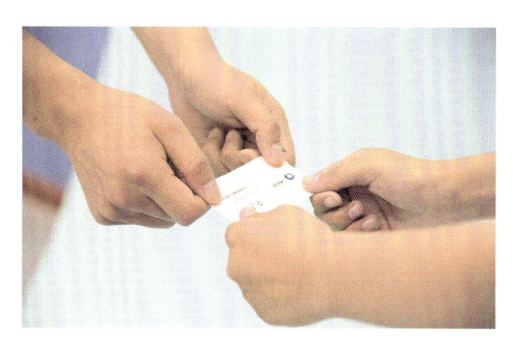

图 7-3　递送名片

（2）接受名片礼仪　当别人递送名片或者与自己交换名片时，应立刻停止手中的事情，起身站立，微笑迎接，目视对方，双手接过并加以确认，同时，可以说"非常高兴认识您"。切忌用单手接名片。接过名片后，快速浏览，有疑问的地方要当场请教，以示重视，然后放入名片夹。不可接过名片后随意丢于桌上或拿在手中把玩。

（3）索求名片礼仪　如果想得到对方的名片，可先主动递上自己的名片，说："您好，我们交换一下名片可以吗？"；也可用询问的方式，如"您方便给我留个联系方式吗？"以暗示对方交换名片。当他人向自己索求名片时，如不想给对方，也应委婉拒绝，可以说："不好意思，我忘记带名片了"或"真抱歉，我的名片用完了"。

考点　介绍的原则

三、通信礼仪

（一）拨打电话礼仪

电话是现代社会人们广泛使用的沟通工具，电话形象是人们在使用电话时的种种外在表现，是个人形象的重要组成部分。电话形象可通过通话时的语言、内容、态度、表情、举止等多种因素体现出来，所以在打电话时，双方应注意通话时间适宜、内容精练、表现有礼。

1. 选好通话时间　①选择恰当的通话时间，如果不是特别熟悉对方或者有特殊情况，尽量不要在对方休息的时间拨打电话，如上午7点以前、晚上10点以后、用餐时间、午休时间、节假日等，否则有失礼貌，也会影响通话效果；②如果对方在国外则要先考虑时差；③尽量遵守"3分钟原则"，即打电话时，发话人应当自觉、有意识地将每次通话的时间限定在3分钟内，宁短勿长。

2. 礼貌的开头语　当拿起电话后（图7-4），应面带微笑，有礼貌地称呼对方，并主动自我介绍，亲切地问候"您好，我是××"，如果需要通话的时间较长，可问："现在与

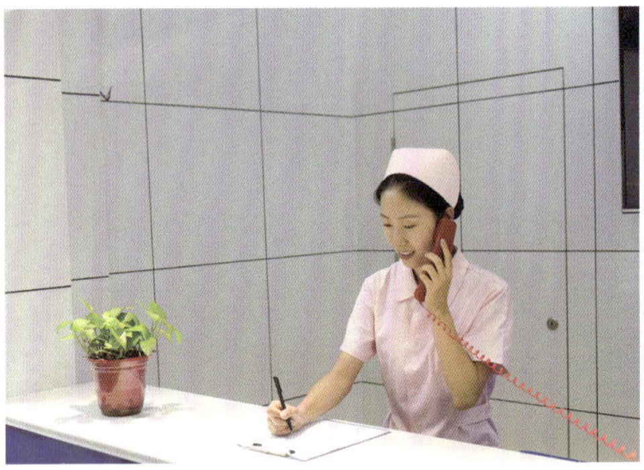

您通话方便吗？"

3. 文明的行为　注意语言文明、声音文明、态度友好、行为文明。不在公众场合大声呼叫，切忌叼着香烟、嚼着口香糖打电话；嘴和话筒保持3cm左右的距离，等待的过程中不可玩电话、发出异响，以免惊吓到对方。

4. 自我介绍在前　通话后，应先做自我介绍，不要让对方猜。

图7-4　打电话

5. 内容言简意赅　发起通话者应提前整理电话内容，自觉控制通话时长，内容言简意赅、适可而止。如需记录，要提前准备好纸和笔。

6. 礼貌地道别　打完电话，一般由主动打电话的一方先挂，或恭候领导、长辈先挂电话；如果彼此都在等对方先挂电话，可以在通话结束3秒后挂电话。

7. 注意事项　①若拨错电话，应对接听者表示歉意；②在通话过程中，如遇电话突然中断，应由拨打者回拨电话并解释原因。

（二）接听电话礼仪

1. 及时接听　电话铃声响，应立即停止自己手中的工作，尽快接听电话，遵循"铃响不过三"的原则，即接听电话时，以铃响三次左右拿起话筒最为适宜。因特殊原因，铃响很久才接电话，须在通话前向发起通话者表示歉意"对不起，让您久等了。"

2. 自报家门　自报家门是一个予人方便、节约时间、提高效率的好方式。在工作场合，接听电话时，应先问候，然后自报家门。对外接待应报出单位名称，若接内线电话应报出部门名称。例如，"您好，这里是中医院，我是值班护士××，请问有什么可以帮助您的吗？"

3. 礼貌热情　接电话时，要面带微笑，即使对方看不见你，也要让对方在电话中能感受到你的热情。

4. 认真倾听，积极应答　接电话时，应当认真听对方说话，及时应答："是""对""请讲""不客气"等，或用语气词"嗯""唔"等，让对方感到你是在认真听，切不可漫不经心、答非所问，或者边听边同身边的人谈话。

5. 准确记录　在电话中传达有关事宜，应重复要点，对于号码、数字、日期、时间等，应再次确认记录准确。例如，120急救电话，应快速引导对方获得对方的姓名、手机号码、患者的基本信息、发病原因和地理位置等。

6. 礼貌地挂断电话　挂电话一般由上级、长辈先挂。双方职位级别相当时，一般由主叫方先挂。挂断电话前的礼貌不可忽视，要确定对方已经挂断电话后，才能轻轻挂上电话。

7. 注意事项

（1）不宜接听电话时，应向对方说明原因，表示歉意，并另约时间。

（2）听不见对方的声音时，要礼貌表示，"您好，不好意思，我听不到您的声音"。

（3）明确对方打错电话时，简短礼貌地说"对不起，您打错了"，然后挂断电话。

（4）对于一些恶意骚扰、或是诈骗电话，切不可恶语相对，可简单处理后挂断，必要时报警。

（5）若为代接电话时，应注意以下几方面：①若来电者要找的人在自己附近时，可礼貌地说"请稍候"。然后用手掩住话筒，轻声招呼同事接听电话，切不可大喊大叫。②来电者要找的人不在时，应明确告知对方，由对方决定下一步的处理方式，必要时可做记录。③代接电话后要尽快设法转达电话内容，转达信息的时间、地点、人物、事件等应准确。④代接电话内容要保密，切勿随意扩散。

（三）呼叫器礼仪

呼叫器为患者住院期间与护士联系最常用的工具。因此它的摆放和接听都要遵守规则，既保护患者安全，又维护护士形象。

1. 摆放位置　呼叫器应放到患者伸手能够拿到的地方，并教会患者如何使用。临床上大多选用带延长线的呼叫器（图7-5）。

2. 接听呼叫器礼仪　接听呼叫器时，态度要和蔼，语言要文明。回答患者呼叫时，应说"好的，我马上来"，不能说"等会儿""我等会儿过去。"

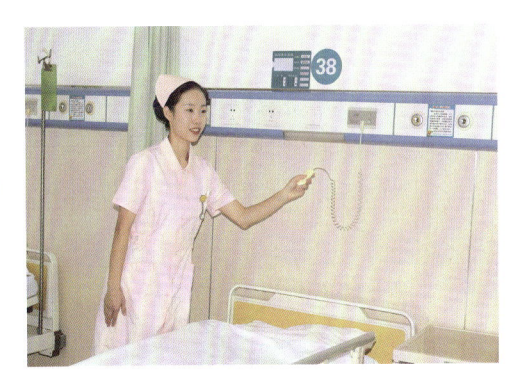

图7-5　放置呼叫器

3. 注意事项　呼叫器响后要及时接听；呼叫器不能替代护士巡视病房，不可告知患者使用呼叫器后疏于巡视病房。

链接

移动通信礼仪

在信息化时代发展的今天，手机移动通信的使用越来越广泛，除了打电话，还可以使用QQ、微信等进行在线视频通话，但在使用时应注意安全、文明。①文明使用：遵守公共秩序，在聚会、开会、工作场所等地方应将手机调至静音或振动，避免影响别人；手机铃声、彩铃声选择要慎重，禁忌选择稀奇古怪的铃声。②注意安全：禁止在油库、加油站或医院的急重症病房、手术室等场合使用手机；乘坐飞机时，必须自觉关闭手机或调至飞行模式；驾驶车辆时，不能边开车边接打电话或发短信等。③尊重隐私：一是手机号码属于个人专有，如果主人不愿意不可告诉他人，不应随便打探他人的手机号码；二是出于自我保护和防止他人盗机、盗号等原因，不宜随意将手机借给他人。

考点　拨打和接听电话礼仪要求

四、会议礼仪

会议是对某个问题进行讨论、研究、解决的一种事务性活动形式。会议组织者须在会前拟订计划、发放通知、准备会务，会中做好登记、记录、服务与安全保障，会后及时整理材料、做好总结。参会者需要提前了解会议的日程安排，按时抵达，做好会议记录，会后及时返程。

入会人员有参会人员、主持人、发言人、嘉宾等，每个人都有自己的角色，都应该保持好自己的礼仪素养。

（一）主持人礼仪

会议的主持人通常由具有一定身份、一定职位的人来担任，其礼仪表现在某种程度上直接关系到会议的质量和效果，因此应注意以下礼仪规范。

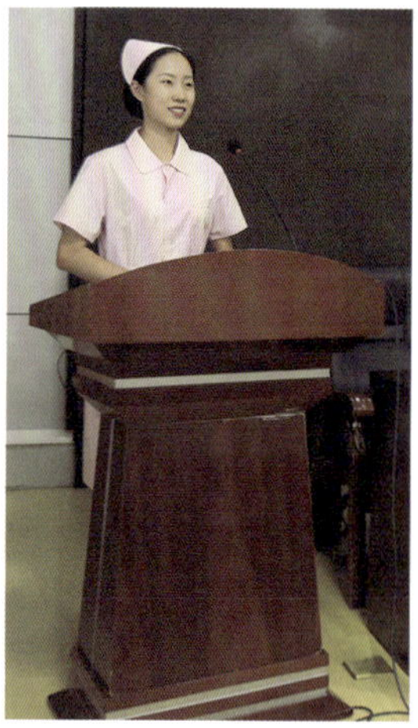

1. 仪容淡雅，服饰得体　主持人应妆容淡雅自然、着装得体、端庄大方，符合人们对季节的审美，切忌不修边幅、邋里邋遢。

2. 精神饱满，举止文雅　主持人应面容精神饱满，走上主席台时步伐稳健。入席后，如果是站立主持，应双腿并拢，腰背挺直。单手持稿时，右手持稿的底中部，左手五指并拢、自然下垂。双手持稿时，应与胸齐高，身体挺直。主持过程中，切忌出现挠头、揉眼、抖腿等不雅动作（图7-6）。

3. 谈吐优雅，主题清晰　主持人言谈应口齿清晰，思维敏捷，主题突出。要与会议内容、气氛相吻合，突出会议主题；控制好开会时间，在某些座谈会或讨论会上，要尊重他人的发言和提问，不可随意阻止或打断；熟悉会议议程，及时处理一切突发性问题。

图7-6　主持人礼仪

4. 注意事项　主持过程中，应注意以下问题：①切忌出现挠头、揉眼等不雅动作；②熟悉会议议程，及时处理一切突发性问题；③根据会议性质调节会议气氛，维持会场秩序。

（二）发言者礼仪

会议发言有正式发言和非正式发言两种，前者一般是领导报告，后者一般是讨论式发言。

1. 正式发言者　应提前备好发言稿，穿戴整齐，走上主席台时步态自然，体现出一种胸有成竹、自信自强的风度与气质。发言时口齿清晰、逻辑合理、简明扼要，时常与听众进行眼神交流。发言完毕，应对听众的倾听表示谢意。

2. 自由发言者　注意发言的顺序和秩序，不能争抢发言；发言时应内容简短，观点明确；与他人有分歧时，应以理服人、态度平和，服从主持人指挥。

3. 礼貌应答　发言人被他人提问时，应礼貌作答，对不能回答的问题，应机智而礼貌地说明理由，对他人的批评意见应认真听取，如有分歧可会后讨论，切忌会场争执，影响会议纪律和进程。

（三）参会者礼仪

1. 提前准备　参会前应确定好会议的时间、地点、议题，全面收集、了解会议议题的相关信息，并明确自己的参会身份，如需发言应事先有所准备，如果临时有事不能出席，应及时通知有关人员。

2. 提前到达　提前到场，如有签到簿应先签到再进入会场。如有任何问题，可询问会议服务人员。

3. 举止文明　进入会场后应做到以下几点：①尽快找到自己的座位，遵守会场纪律，不随意走动、喧哗、鼓倒掌、吹口哨；②会前应关闭通信设备或将其调至静音、振动状态；③认真倾听，不交头接耳，做好记录，如果主办方要求进行会议信息反馈，应积极配合；④会议中不宜中途退场，如遇特殊原因，应向有关人员说明情况，征得同意后方可离席；

⑤如需提问，在主持人允许的情况下可举手示意或在会议后与发言者单独交流；⑥发言时要先想好大概思路。

> **考点** 参会礼仪

第 2 节　护士工作交往礼仪

案例 7-2

某日清晨，护士小张为 8 岁患儿进行输液，患儿看着针头胆怯地对小张说："阿姨，明天我不想打针了。"小张随说："好，明天不打了哈。"第二天，当小张再次来到患儿床旁时，患儿大哭大叫小张是个大骗子。

问题：1. 护士小张的问题出在哪里？
　　　2. 应该如何与患儿交往？

护士的礼仪素养直接影响到护理队伍和医院的形象。在护理工作中，要学习运用交往礼仪，给患者和家属留下良好印象，与同事团结协作，建立起和谐的人际关系，提高工作效率，提高护理质量，更好地为患者服务。

一、护患交往礼仪的基本原则

1. 尊重患者　指尊重患者的人格和权利。尊重患者的人格，即尊重患者的个性心理，尊重其作为社会成员应有的尊严。在遇到诸如未婚先孕或分娩、患性传播疾病、肝炎及施暴致伤等患者时，不能因此而训斥、嘲弄和侮辱患者，更不能因此而否定患者的人格。对待精神病患者，同样也要做到尊重患者人格。

尊重患者的权利，即尊重患者获得及时医疗护理的权利、对护理过程中的知情权、对医疗护理方案的选择权、对医疗护理行为的拒绝权及个人隐私权等。其中隐私权已得到法律的保护。因此，护理人员在尊重患者隐私方面应注意以下几点。

（1）沟通的地点要适宜　在病房与患者沟通时若涉及患者隐私，应选择安静的、有保护性的房间进行；隐私性较强的特殊病例讨论，可以安排在单独的房间进行。

（2）维护患者的身体隐私　在病房给患者进行体检或处置时，应拉上床帘，请无关人员回避。必要时可在治疗室进行。男护士给女患者做身体检查需要有第三人在场。

（3）不打探或泄露与治疗护理无关的个人隐私　护士收集患者资料时，不应打探与其治疗、护理无关的个人隐私。如果确是制订护理诊断与护理措施需要，也应尊重患者的选择，如果患者愿意敞开心扉，也要注意切勿将患者个人隐私泄露给他人。

（4）保守患者的个人信息　患者的家庭地址、病情等信息资料均属个人隐私。因此，除治疗需要外，不要随意讨论和传阅患者资料，更不要作为茶余饭后谈论的话题，泄露患者隐私。

2. 诚实守信　护理人员在与患者交往的过程中，要做到诚实守信，认真履行护理人员的神圣职责，取得患者的真正信赖，建立良好和谐的护患关系。

患者在面临困难请求帮助时，护理人员应根据患者病情的需要和医院的实际条件，尽量给予满足。如不能满足时应向患者说明原因，取得患者及家属的谅解。护理人员向患者承诺的事情，要想方设法给予兑现；对患者的承诺，必须是自己所能及，且具有实现的可能性，不能信口开河，随意许诺。

3. 举止文明　护理人员的行为举止，直接影响到患者对护理人员的信赖和治疗护理的信心，尤其是护患初次接触时护理人员的举止、仪表、风度等是形成"第一印象"的关键。所以，护理人员的举止要落落大方，表情要亲切自然，同时要做到仪表端庄、谈吐礼貌、温文尔雅。

4. 雷厉风行　护理工作是治病救人，抢救患者时，时间就是生命。因此，护理工作，尤其是抢救工作，特别需要雷厉风行、镇静果断、机智敏捷的工作作风。

5. 共情帮助　共情是把自己摆在对方的位置上，换位思考，去体验对方的内心世界。在护患交往中运用共情，能消除患者的孤独感，使患者感觉被理解，从而使护患双方产生共鸣，有助于建立良好的护患关系。

考点　与患者交往的基本原则

二、与家属的交往礼仪

一般来说，患者家属的心理多表现为焦虑、急切、紧张，在亲人患急危重症疾病时还会出现恐慌、束手无策或孤助无援。他们希望医护人员尽可能详细地讲解患者的患病情况、治疗过程及预后等。而医护人员的言行举止甚至神态常会影响到患者及其家属的情绪及患者病情的转归，有时也会影响到病区正常医疗护理工作的开展。在与患者家属的交往中护士应注意以下几方面。

1. 热情接待　在与患者家属交往过程中要热情，态度诚恳，主动介绍医院环境设施和有关规章制度，介绍患者的诊疗情况，询问是否需要帮助，给患者家属留下良好印象。

2. 耐心解答　患者家属出于对患者的关心，会有许多问题，护士要根据自己掌握的专业知识和临床经验耐心解答家属疑问。把握谈话分寸，注意谈话艺术，措辞、语句要斟酌。回答问题时要与医生保持一致，避免引起不必要的纠纷。

3. 取得信任　患者家属不仅给患者提供精神支持，也更关心患者在住院期间的治疗和生活状况。所以，必须为患者做好各项基础护理，尤其当患者病情发生变化时，护士应及时告知相关情况，耐心解释，以取得患者家属的信任和理解。

三、与同事交往礼仪

（一）与同事交往的基本原则

1. 尊重同仁，举止文明　同事间往来，互相尊重、互相支持、文明相处、礼貌相待，是为人处世的基本原则，也是最基本的职业要求。

2. 信守诺言，以诚待人　护士在与同事交往的过程中，应以诚相待，表里如一。一般情况下，不要轻易许诺没有把握完成的事情，一旦许诺就要努力做好。如果由于特殊原因未完成则应诚恳道歉，并解释事情的原委，以求谅解。

3. 宽以待人，严于律己　要想得到别人的关爱，就要从自身做起，设身处地为别人着想，处处以礼相待，共同营造出一个温馨的工作氛围，构建和谐的同事关系。

4.善待他人，幽默有度 要学会善待他人，对同事的成就和幸运，要真诚地表示祝福，决不能产生嫉妒或报复的心理。在单调重复的工作中，幽默风趣的交流会给同事带来工作乐趣，但要避免油嘴滑舌和低级庸俗。

（二）工作交往礼仪

1.医护间交往礼仪 医生与护士在工作上既相互独立又相互补充、协作，共同组成了医疗护理团体。近年来，随着整体护理的实施，扩大了护理工作范围，医护之间在工作中容易产生误解和矛盾，正确处理医护间的矛盾，建立相互融洽的医护关系尤为重要。

（1）把握机会、互相学习 利用各种机会（科室例会、交接班、研讨会等）向医生介绍护理技术的新进展和发展趋势及科室护理工作情况，随时征求医生意见，使全体医护人员为了一个共同目标团结协作、互相帮助、互相支持，从而提高医疗护理质量。

（2）注重与医生交往的艺术 对有疑问的医嘱不能盲目被动执行，应及时与医生沟通，应做到：①注意时间、场合，保持医生在患者心目中的"权威性"。②注意语言的表达方式，以询问或商讨的方式进行沟通。例如，"李医生您好，这个医嘱我这样理解对吗？麻烦您看看。"这样既体现了对医生的尊重，又解决了执行医嘱中遇到的实际问题。③对有疑问的医嘱要查实后再执行，切忌把主观看法、埋怨、责怪等情绪渗入话语中，如"怎么开的医嘱，让我们如何执行？"更不能用讽刺、挖苦的语言对待医生。

（3）取长补短，共同提高 经验丰富的医生能根据患者的病情及时做出准确的诊断，经验丰富的护士能及时发现疾病并发症的先兆，为医生治疗提供依据。在工作中医护双方应本着真诚、宽容的态度互相学习，取长补短，谦让谅解，和谐共处，为患者提供最佳的治疗护理环境。

2.护际间交往礼仪

（1）以诚相待，宽以待人 指真心诚意地对待他人，友好善意地与他人相处。这是人际交往的基本规范和总体要求，也是护理人员处理人际关系的首要原则。护际间的职业目标使之成为志同道合的同志，朝夕相处、密切配合使之成为休戚与共的兄弟姐妹。当同事取得成绩时，应当真诚地祝贺和感到欣慰；当同事遇到挫折或不幸时，应当主动关心和同情；当同事遇到困难时，应当积极地给予帮助和解决。同事之间出现矛盾时，要有宽广的胸怀，以大局为重，沉着冷静地解决问题，与同事和平相处。

（2）取长补短，共同提高 高年资护士临床经验丰富，做事稳重，分析、解决问题能力强，但体力、精力有所下降；年轻护士有理想、有热情、接受新事物快，有创新精神，但自控能力差、易冲动，吃苦耐劳精神不强等。两者应该互相学习，取长补短，年轻护士要虚心请教高年资护士，树立积极的工作态度；高年资护士向年轻护士学习不断接受新事物，传授护理实践经验，弥补年轻护士临床实践经验的不足，彼此尊重，共同提高护理质量。

（3）互相关心，团结协作 相互支持、相互帮助、团结协作是圆满完成护理工作的重要条件，护理人员在工作、学习、生活中要彼此关心，彼此照应；对不正确的观点和做法要提出诚恳、善意的帮助；对工作中的难题协商解决。

（4）护际交往礼仪在具体工作中的体现

1）护士在工作间的礼仪：护士工作间包括护士站、治疗室、处置室等场所。要保持各工作间地面、台面的整洁；非工作需要不要在工作间聊天。不轻易翻动同事的物品，不干预同事私事，不非议他人或用冷漠的态度对待同事。

2）接班护士不能按时到岗时：当接班护士因突发情况不能及时到岗时，当班护士应及时与护士长沟通，顾全大局，主动延长上班时间，避免造成护士缺岗现象。

3）当发现同事工作失误时：当发现同班护士工作不足或失误时，注意避开患者及其家属给予及时提醒，维护护士尊严，及时补救，避免差错事故的发生。

3. 护士与其他部门间交往礼仪　在日常护理工作中，护士需要经常与医院的辅助科室，如检验科、药剂室、放射科、后勤保障部门及行政部门进行交往，交往时应把患者利益放在首位，同时注意避免带有优越感或支配对方的情感，尤其是对后勤保障等部门，不能因为对方不是一线工作人员就轻视对方的工作。交往中应做到相互尊重、相互支持、患者至上。

考点 与同事交往的基本原则

自 测 题

一、选择题

A1 型题

1. 接电话时，如果自己不是受话人，应该（　　）
   A. 马上把电话放下
   B. 听筒未放下，就应大声喊受话人来听话
   C. 要告诉对方："请您稍等一下，我请他过来接电话"
   D. 要告诉对方："不在，一会儿再打"
   E. 打听对方有什么事

2. 按照电话礼仪的惯例，一般由谁先挂电话，以示尊重（　　）
   A. 打电话者　　　B. 接电话者
   C. 下属　　　　　D. 男士
   E. 年纪轻者

3. 下列关于自我介绍分寸的说法中，哪项不正确（　　）
   A. 自我介绍的内容应当真实且准确
   B. 在自我介绍时，应当全面具体地介绍个人的基本情况，使对方很好地了解自己
   C. 自我介绍的态度应当大方、亲切、和善
   D. 自我介绍时若同时递送名片，可以加深对方对自己的印象
   E. 自我介绍应根据情境选择不同方式

4. 适用于各种社交场合的他人介绍方式是（　　）
   A. 标准式　　　　B. 礼仪式
   C. 强调式　　　　D. 简介式
   E. 推荐式

5. 在特殊情况下，如应聘时自我介绍时间可稍长，但也不要超过（　　）
   A. 1 分钟　　　　B. 5 分钟
   C. 6 分钟　　　　D. 3 分钟
   E. 2 分钟

6. 下列介绍顺序中不正确的是（　　）
   A. 将男士介绍给女士
   B. 将教师介绍给学生
   C. 将学生介绍给教师
   D. 将下级介绍给上级
   E. 将年轻者介绍给年长者

7. "您好，我是您的责任护士王华，需要帮助请找我"，此种语言属于（　　）
   A. 招呼用语　　　B. 迎送用语
   C. 电话用语　　　D. 安慰用语

E. 介绍用语

8. 下列关于交往礼仪的说法，不正确的是（　　）

　A. 称呼应当尊重个人的习惯

　B. 任何场合，称呼越亲近越有利于社交

　C. 使用不同的称呼，意味着交往双方人际距离不同

　D. 称呼应符合民族习惯

　E. 称呼应尊重不同的文化和传统

A2 型题

9. 护士小张分管了5位患者，他们分别是1床，李某，女，45岁，副校长；2床，张某，女，43岁，家庭妇女；3床，陈某，女，19岁，学生；4床，何某，女，30岁，小学教师；5床，张某，女，52岁，大学教授。下列称谓不正确的是（　　）

　A. 1床老李　　　　B. 2床张阿姨

　C. 3床小陈　　　　D. 4床何老师

　E. 1床李校长

10. 突然一位患者出现大咯血，需要抢救。医生、护士接到通知后，立即一起参与患者的抢救工作，这体现了（　　）

　A. 尊重他人　　　　B. 真诚相待

　C. 热情关心　　　　D. 宽容大度

　E. 协作精神

二、简答题

1. 介绍礼仪的顺序有什么要求？
2. 与患者交往的基本原则是什么？

（张瑞花）

第 8 章
护士工作礼仪

护士工作礼仪是护士在工作中应遵循的行为规范与准则。护士在工作时间，任何场合、任何情景下都应仪表端庄、妆容淡雅、表情自然、举止文雅、步伐轻盈、行动快捷。此外，不同工作场合的护士还应有其特殊的工作礼仪要求，如门诊、急诊、病区、手术室等不同的岗位或不同的工作场景，其礼仪要求的侧重点也不尽相同。

第 1 节　不同岗位护士工作礼仪

案例 8-1

小欣在内科门诊见习时，发现一名女性患者在待诊期间，弯着腰，手捂着腹部，表情痛苦，脸色苍白，小欣立马向带教老师刘护士反映，刘护士了解情况后，马上安排患者提前就诊，排在后面的 4 名患者对刘护士的做法感到不满、不理解，导致候诊区一片嘈杂混乱。

问题：刘护士与小欣应如何取得其他患者的理解与配合？

随着医学的发展、社会的需求及人们观念的改变，对护士的整体素质提出了更高的要求。在不同岗位，护士工作礼仪的要求有所差别，一个合格的护士不仅需要技术精湛，理论知识丰富，而且需要掌握不同科室的护士工作礼仪，只有这样才能顺利地完成日常护理工作，赢得患者的信赖。

一、门诊护士工作礼仪

门诊是患者到医院就诊的第一站，是面向社会的窗口。门诊护士，特别是分诊、接诊、咨询的护士都是医院形象的使者。门诊具有患者多、流动性大的特点，护士每天要面对大量寻求帮助的对象和不计其数的咨询。患者来医院就诊，客观上存在一种被动的依赖心理，希望得到医护人员的重视、理解、同情和关心。同时，患者由于身体上的不适和环境的陌生，往往伴有焦虑、恐惧、悲观等负面情绪。因此，护士的一言一行、一举一动都会影响患者的情绪。

（一）基本要求

1. **仪表文明端庄**　护士的仪表应给人以文明、大方、高雅的感觉，留下良好的第一印象。
2. **语言礼貌规范**　护士与患者交谈中应多使用礼貌用语，有利于融洽护患关系。
3. **表情热情真诚**　护士热情、亲切、和蔼的眼神，可使患者精神振奋，增加患者的信任感和安全感，增强患者治疗疾病的信心；反之，则会使患者不知所措、猜疑多虑。
4. **举止文雅大方**　护士举止应端庄、规范，文雅大方，表里如一，使患者感受到护士的真诚、关爱。

(二) 门诊护士工作礼仪的内容

1. 布局合理，环境适宜　患者的候诊和就诊环境要布局合理、宽敞明亮、干净整洁；在各楼层扶梯、电梯口及候诊区设置清晰显眼的指示标志；候诊及就诊流程合理，患者就诊有序，环境安静舒适；可提供饮水、宣传画册、健康宣教视频等，让等候的患者感觉贴心；室内卫生干净，无异味；走道两边可适当摆放花草、装饰宣传壁画或健康宣传专栏，营造温馨、舒适、安全、舒心的就医环境。

2. 仪表整洁，举止端庄　护士的基本姿态、操作动作及体态语言，是护患之间非语言沟通的重要内容。护士的仪容仪表、行为举止既要维护职业的严肃性，同时也要展示护士的形象美，给人以自信、稳重、优美的感觉。护士工作着装要大方合体，保持干净平整，工作牌清晰端正，燕帽干净挺立，发饰素雅，给人以端庄得体的感觉。护士表情自然、笑容亲切、目光和蔼，给人以真诚友善的感觉。护士行为举止自然大方，操作时动作娴熟、轻稳、规范，给人以安全可信的感觉。门诊护士良好的职业形象，能够给患者带来较好的就诊体验（图8-1）。

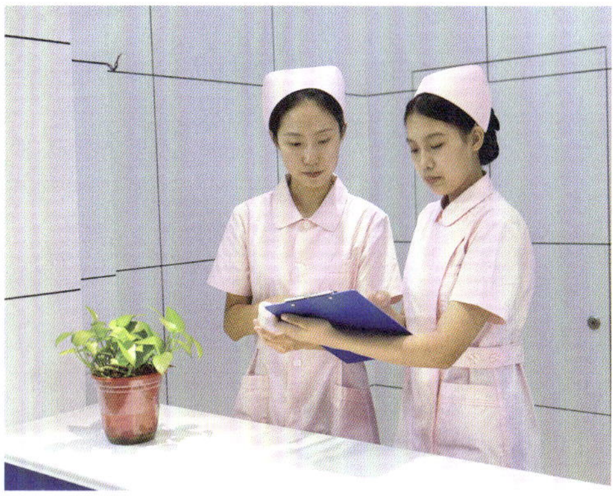

图 8-1　仪表整洁，举止端庄

3. 主动介绍，热情接待　患者就诊时，门诊护士应起立主动自我介绍、热情接待患者，细心关注患者的需求，及时耐心解答患者的疑问，向患者介绍医院的概况及专科特色，介绍医生的诊疗特长，为患者就诊给予合理的指导。对初次就诊或远道而来的患者，特别是文化层次较低的患者，应给予更多的帮助，如就诊程序的指导、医院环境及开展的新业务等的介绍；对某些特殊患者，在必要时全程陪同患者就诊。护士的主动关注、主动问候、及时回应充分体现了对患者的尊重。

4. 指引方向，提供方便　如果患者询问方位需要护士引导和帮助时，护士应详细地说明行走的路线和方位，必要时将患者送到目的地。门诊护士的服务应做到"五勤"（脑勤、眼勤、口勤、手勤、脚勤）、"四心"（爱心、热心、细心、耐心）、"三问"（问好、问病情、问需要）。护理服务应注重细节、关注需求，如主动倒水、协助母亲护理婴幼儿、为行动不便者提供轮椅、对年老体弱的患者主动搀扶，必要时全程陪同就医等，从细节中体现对患者的关怀，提升护理服务的内涵和水平，提高患者的满意度。

5. 组织就诊，灵活机动　安排候诊，遇到患者有病情变化时，可安排提前就诊。

6. 认真治疗，周到服务　要做到治疗前解释，操作中严格按规程进行，治疗结束离去前要嘱咐患者注意事项等。

7. 健康教育，形式多样　采用口头、图片、电视录像或赠送宣传小册子等形式开展健康教育。

8. 体谅患者，心态平和　门诊患者大都处于迷茫、痛苦、焦虑状态，甚至会把不愉快的就诊体验发泄到护士身上，这就需要门诊护士学会换位思考，及时发现患者的内在需求，进一步提高自己的工作效率和工作质量。此外，门诊护士还应学会自我调节，在繁重的工作岗位上保持平和的心态，注意说话时的语气、语调和表情。

> **考点** 门诊护士工作礼仪

二、急诊护士工作礼仪

急诊是医院中急危重症患者最集中、病种最多、抢救和管理任务最繁重的科室，要求急诊工作提供及时、快捷的医疗急救服务。因此，急诊护理工作直接反映了医院的治疗、护理工作质量和人员素质水平。急诊服务的对象是一个特殊的群体，急诊患者的特点主要是起病急、病情重、急需抢救处理。患者一般心理及情绪变化很大，主要表现为焦虑心理、惧怕心理、依赖心理、听天由命心理等，护士接诊时应根据患者的不同心理状态和实际情况，采取适当的救治措施和恰当的礼仪接待方式。

（一）基本要求

1. 陈述利弊，稳定情绪　急诊患者由于病情急、来势猛、缺乏心理准备，往往会表现出情绪紧张、恐惧；护士要针对这些情况，有条不紊地进行救治工作，同时给患者和家属以必要的、适当的安慰和解释，晓以利弊，尽快使患者和家属消除紧张情绪，以利于对病情做出进一步处理。

2. 抓紧时机，果断处理　急诊工作突出一个"急"字，时间就是生命，护士应根据病情迅速对患者进行救治处理。方法要正确，决策要果断，措施要得力，充分体现出护士处理问题的针对性、及时性，增强患者对护士的信任感。

3. 急不失礼，忙不失仪　急危重症患者心理较复杂，难免会出现恐慌和绝望感，因此对医护人员的言谈举止非常敏感，急诊护士语言要把握分寸，语气要柔和礼貌，态度应和蔼热情，举止有度。

（二）急诊护士工作礼仪的内容

1. 充分准备，急而不慌　急诊护士必须有较强的应变能力，能果断采取最佳的急救措施，始终保持急而不慌、忙而不乱、从容礼貌的工作态度，以稳定患者和家属的情绪，争取得到最佳的配合，以利于进一步的救护。

2. 忙而有序，配合抢救　急诊护士应积极配合医生做好心肺复苏、吸氧、建立静脉通路、止血等抢救措施。

3. 给予理解，获得支持　由于患者起病急、病情重，护送的家属一般在思想上没有准备，常常表现为焦虑、坐立不安、恐惧，急于想了解一切有关病情及抢救情况，甚至想进急救室参与抢救。护士应理解患者家属，在抢救患者的同时，针对家属的情绪，给予必要的、适当的安慰和解释。对家属的过激言行，要冷静对待，充分理解，同时要注意随时向家属交代病情变化，使他们心理上有充分准备，从而获得家属对抢救工作的支持。

4. 团结协作，文明礼貌　急诊急救是一项涉及医疗、护理、化验、放射、收费、挂号、注射及行政等多个方面的工作，这些工作往往是一环扣一环。在涉及多个科室的病情救治时，护士应协助做好各科之间的协调工作；各科医护人员要紧密配合，团结协作，注重同事间的文明礼貌、互相理解、互相尊重，共同协作完成急救工作，不要因言语不当、行为不慎而伤害同事感情，影响对患者的抢救工作。

5. 做好疏导，健康宣教　在护理过程中，护士应对病情变化、护理治疗过程及效果给予适当的解释和告知以取得配合，并帮助患者接受诊断、治疗、护理，增强患者战胜疾病的信心（图8-2）。

考点　急诊护士工作礼仪

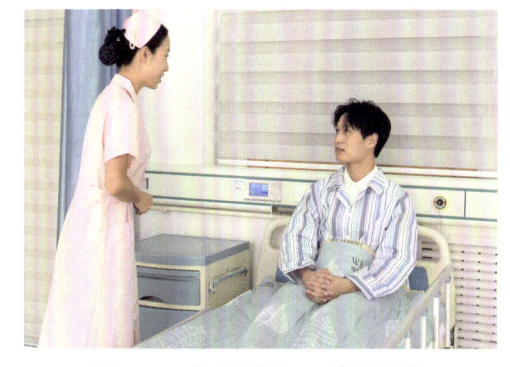

图 8-2　做好疏导，健康宣教

三、病区护士工作礼仪

对于入院的患者，病区护士要自然大方、亲切温柔、敏捷准确、技术娴熟，一切从患者需求出发，尽最大努力满足患者需求，做到"七到""八个一"，做到首问负责制，对待患者及其家属要和蔼、热情、耐心，增强患者在住院期间的归属感。

1. 一切从患者需求出发　新入院患者来到病区护士站，接诊的护士应起立问好，体现对患者的尊重，缩短护士和患者间的距离，其他在场的工作人员也应该向患者点头微笑。患者在护士站办理完手续后，护士应尽快把患者送入病房。责任护士应尽量避免在护士站询问病史、测血压、体检等，而是应选择在病房进行，使患者身体处于舒适体位。

2. 使入院患者有归属感　无论是急症患者还是慢性病患者，都非常希望尽早知道主治医生和责任护士。所以患者入院以后，责任护士应该在第一时间内看望患者，进行自我介绍，安排患者的衣食住行，尽快通知主治医生到场，告知入院当天相关的检查治疗，以满足患者归属的需求。

3. 病区护士要做到"七到"　"七到"指的是患者到护士到、医生护士的敬语到、微笑到、水到、饭到、治疗到、护理措施及时到，让患者感受到温馨亲切，以发挥出护理工作的最佳职能。

4. 病区护士要做到"八个一"　一张真诚的笑脸，一个亲切的称呼，一张整洁的病床，一壶新鲜的开水，一次周到耐心的入院介绍，一次准确规范的健康评估，一次用药的宣教，做好第一次治疗。

5. 呼叫器不能代替观察巡视　呼叫器要放到患者能够伸手拿到的地方，临床上最好选用带延长线的呼叫器。护士应教会患者怎样使用呼叫器，以增加患者的安全感。同时护士不能够单纯地依靠呼叫器，而是要多巡视，主动解决问题。呼叫器是给患者增加一个安全感，在需要的时候，可以及时呼叫，但是它不能取代护士巡视病房的责任。另外，护士在接听呼叫器时，态度一定要好，要有礼貌，让患者有安全感，接听完毕，及时赶到床旁。

6. 首问负责制　首问负责是指当患者对治疗有疑问或者对病情渴望了解的时候，无论问到哪位护士都不应推脱，或者让患者去找其他人解决。作为被患者首次问到的护士，如果问题无法及时解决则应设法和其他护士、护士长或者医生联系，并且把结果告知患者。

考点　病区护士工作礼仪

四、手术室护士工作礼仪

手术室在医院中是特殊的科室。护士在工作中必须严格要求自己，养成严谨、认真、细致的工作作风。运用恰当的语言接待和护理手术中的患者，使他们消除紧张、恐惧、怕羞的心理，感到温暖、安全，增强其战胜疾病的信心。

（一）术前工作礼仪

1. 术前疏导礼仪

（1）亲切交谈，积极沟通　术前护士应针对患者及其家属担心手术是否存在危险、能否成功、预后如何等问题给予耐心解答，帮助患者熟悉术前准备和注意事项，让患者放心地接受手术治疗（图8-3）。

（2）讲究技巧，满足需要　护士通过交谈疏导患者心理，使患者能够积极配合术中及术后的治疗与护理。

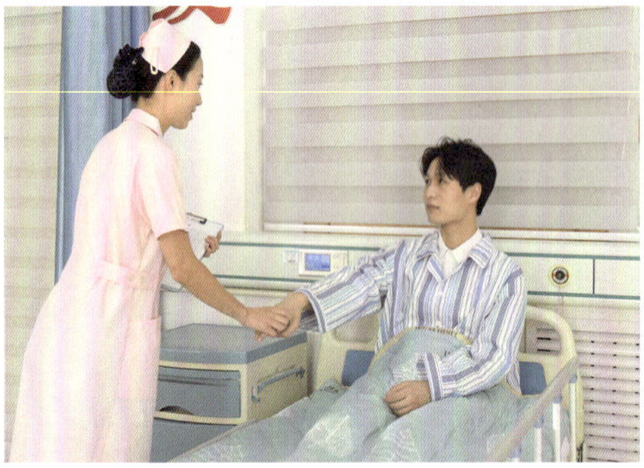

2. 接患者的礼仪

（1）仔细核对，防止差错　术前接患者时，要用礼貌的语言仔细核对患者床号、姓名、性别、年龄、诊断及手术名称等。

（2）安慰鼓励，减轻压力　手术室护士到病房接患者时，要态度和蔼，语言亲切，减轻或消除患者紧张、恐惧、焦虑等心理问题。

图8-3　亲切交谈，积极沟通

（二）术中工作礼仪

1. 细心观察，视患者如亲人　患者在手术过程中处于高度应激状态，护士应视患者如亲人，照顾手术患者时始终保持责任心、细心、爱心和耐心。手术过程中，要细心观察患者的各种肢体语言，主动询问有哪些不适，多用亲切、鼓励性的语言安慰患者，手术将要结束时，护士应亲切关心询问患者，使患者有安全感。

2. 举止从容，言谈谨慎　有些患者对医护人员的表情、行为举止和器械的撞击声非常敏感。因此，医护人员语言要严谨，举止从容、动作轻稳，避免讲容易造成患者误会的话语或做不恰当的举动。

（三）术后工作礼仪

1. 和蔼可亲，告知效果　手术结束后，护士应耐心帮助患者做好身体清洁，穿好衣裤，注意保暖，告知手术效果时应态度和蔼可亲。

2. 认真交接，鼓励安慰　手术室护士平稳安全将患者送回病房后，要全面详细地向病房护士介绍患者的生命体征、目前用药情况、手术情况及术后注意事项等。

考点　手术室护士工作礼仪

五、ICU护士工作礼仪

ICU是一个危重患者集中的特殊场所，患者病情危重、自理能力丧失，因此要求护士技术水平高、责任心强，同时还应具备良好的心理素质及人文素养。

1. 富有爱伤观念，保护患者尊严 ICU患者病情危重，生活无法自理，甚至很多患者处于昏迷状态。ICU护士作为患者健康的代言人与保护者，在工作中必须爱护和尊重患者，保护患者的利益，照顾患者的感受。如在操作时，患者虽然昏迷，但护士动作也要尽量轻柔，防止人为损伤，要尽可能减少患者体表的暴露，保护患者尊严。

2. 加强慎独意识，提高操作技能 ICU护士的许多护理工作都是在患者不知情、无人监督的情况下进行的，此时，护士要坚守职业道德，无论有无他人监督、患者有无感知，都不做有损于患者的事。ICU患者病情危重，对医护人员的技术水平要求较高，作为护理人员要不断学习、不断提高自身的技术水平，才能完成维护和促进患者健康的使命（图8-4）。

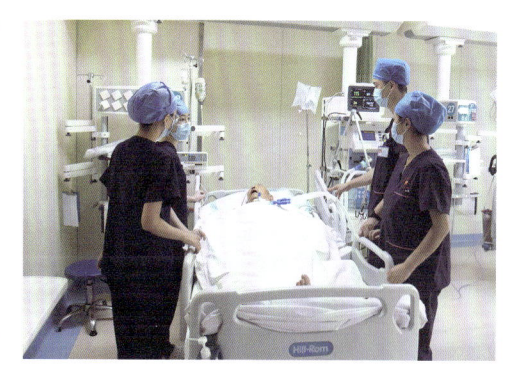

图8-4　ICU护士查房

六、传染科护士工作礼仪

传染科是传染病患者集中的场所，患者所患疾病具有传染性，若护理措施不当可造成疾病传播，因此传染科护士要做好传染病患者的护理并做好自我防护。

1. 遵守规范 严格遵守传染科护士行为规范，严格工作着装，认真洗手，做好自我防护。遵守传染科的规定，穿上隔离衣后只在固定的区域活动，严格遵守物品的放置、消毒灭菌要求（图8-5）。

2. 尊重患者 患者因传染病被隔离后，会有不同的心理情绪，如自卑、恐惧、愤怒等，护士要充分理解患者，尊重患者，给患者多一点人文关怀，为患者提供心理支持，增强患者战胜疾病的信心。

3. 加强沟通 许多传染病患者会担忧预后情况，更担心今后会受到歧视和不公正对待。护士要充分理解和体谅患者的心理，尊重其人格。多沟通、多关心患者，既要及时掌握患者的心态，还要注意保护患者的隐私，鼓励患者积极配合治疗，及早解除隔离，恢复正常生活。

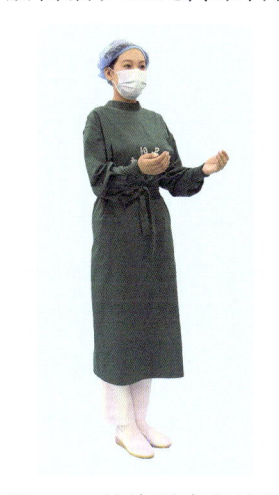

图8-5　传染科病房着装

陈征——传染病护理学界的领军人物

陈征，北京地坛医院社会服务部主任。1984年，陈征在重症肝炎病区做护士长。由于传染病的特殊性，加上人们当时的认知不足，患者们难免受到社会各方甚至家庭的歧视，陈征带头给传染病重症患者做护理工作。一次，一名肝硬化的男患者突然大出血，家属吓得躲出了病房，陈征顾不上擦去患者喷溅在她脸上、身上带有很强传染性的血渍，马上配合医生为患者实施抢救。患者最终得救了，他的女儿感动地对陈征说："您做到了我们做儿女的都做不到的事儿。"从事传染病护理，免不了会碰上艾滋病患者。20世纪80年代末，北京地坛医院收治了首例艾滋病患者。当时，国人对艾滋病谈之色变，医护人员也欠缺防护知识，恐惧心理普遍存在。面对种种疑虑，已经身为护理部副主任的陈征带头进入病房，和护士们一起给患者进行护理操作，并对全院护士进行艾滋病知识培训，制订系列艾滋病护理常规。

第 2 节　护士日常工作礼仪

案例 8-2

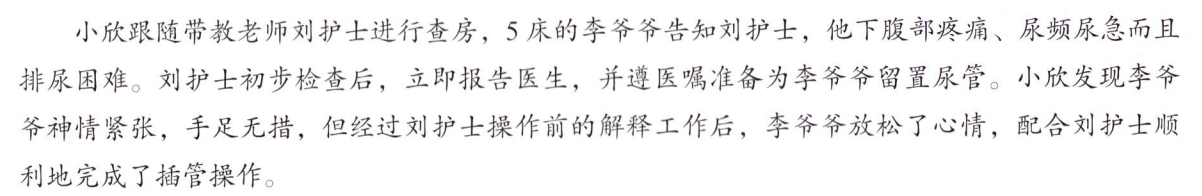

小欣跟随带教老师刘护士进行查房，5床的李爷爷告知刘护士，他下腹部疼痛、尿频尿急而且排尿困难。刘护士初步检查后，立即报告医生，并遵医嘱准备为李爷爷留置尿管。小欣发现李爷爷神情紧张，手足无措，但经过刘护士操作前的解释工作后，李爷爷放松了心情，配合刘护士顺利地完成了插管操作。

问题：刘护士在为李爷爷留置尿管前要做好哪些工作？

人们的健康需求随着社会的进步和经济的发展越来越高，对护理人员的服务质量要求也越来越高。护士除了要具备丰富而扎实的护理知识、掌握过硬的护理技能之外，还要学习丰富的人文社会学知识，以便在护理工作中运用丰富的知识、精湛的技能及良好的礼仪修养为护理服务对象提供优质的护理服务，以最佳的精神面貌和温文有礼的形象投身于护理工作，做文明礼貌的"健康使者"。

一、入院接待礼仪

一个人一旦生病来到医院，面对医院陌生的环境、面对疾病所带来的压力难免会产生孤独、自卑、恐惧的心理，这很自然地就加重了他们对医护人员的依赖，期待每一个医护人员都能给予他们理解与同情、关心与爱护。这时候，他们对医护人员的面部表情、一言一行都变得特别敏感。因此，医护人员要了解患者的这些心理活动，热情主动地接待每一位患者。

1. 环境要求　有客人来访，工作人员应该事先将办公室收拾干净，创造出空气清新、干净整洁、光线明亮、优雅舒适的待客环境，准备待客的必备物品，包括茶叶、茶杯（纸杯）、开水、水果或者点心等，以便于客人来访时能从容应对。而在医院内，患者及其家属来院求诊时，接待工作遵循同样的要求，同时又有其独特之处。医院接待环境应整洁干净、清爽宜人。门诊部门指示牌应醒目，便于求诊患者及家属轻松得到指引。病区内可以适当增加色彩斑斓的鲜花和生机勃勃的绿色植物（有花粉过敏的情况下除外），使人产生愉快的色彩联想，营造亲切宜人的共享空间，安抚患者焦虑的心情。

2. 仪表要求　护士衣帽整洁，工作服大小长短要适宜，下衣摆盖过膝部；不缺扣，无污迹，腰带平坦；袖口、衣领、衣摆不外露里面衣服。胸牌表明佩戴者的身份，佩戴者应表现出自信、从容；胸牌佩戴在工作服左胸部，要水平、整洁、醒目；避免在加药过程中药液溅到工作服上。整洁明快的护士形象将会给求诊的患者及其家属留下良好的印象。衣帽褶皱不整、凌乱不洁、内衣外露等都是对患者的不礼貌行为，不仅会破坏自身的形象，还会损害医院形象。

3. 态度要求　护士接待患者时，必须做到语言礼貌规范，态度热情诚恳，语气和蔼亲切，声调柔和悦耳。首先，见到患者，应该主动起身，微笑地迎接患者，向对方打招呼，帮助患者放好随身物品，扶助患者坐好。可以先简单地询问一下病情："先生，您好，请坐这里。请问您哪儿不舒服？"如果对方有病历资料，则要用双手接过，然后耐心地听患者诉说。根据病情需要做好必要的基础检查工作，如测量体重等工作，尽快帮助患者安排好病床，搀扶患者到病房后，主动向患者介绍自己，"先生，我叫×××，您可以叫我××"，然后向患者介绍医院规章制度、主治医生、医护办公室、配餐室、卫生间、医院作息制度等。离开时，要先嘱咐患者："请您好好休息，有什么事可以随时叫我。"然后顺手帮患者关好病房的门，体现出对患者的关心。护士与患者交谈时要神情专注、认真倾听，让患者感受到热情和尊重，建立融洽的护患关系。

考点 入院接待礼仪

二、询问病史礼仪

对患者病情、病史等情况的了解，是医护活动必不可少的一部分，它贯穿在患者整个的医护治疗过程中，对医护治疗质量的提高有一定的帮助。要想让患者愿意向我们诉说病情，愿意向我们说出他的所有情况，医护人员必须掌握交谈的基本技巧，具备基本礼仪知识。

1. 举止　护患交流时护士身体要略向前倾斜，向患者询问时要双目平视、两肩平齐，给患者一种稳重端庄、充满朝气、精神抖擞的感觉，展现出护理人员良好的职业素质与精神面貌。

2. 距离　向患者询问病史的过程中要根据与患者谈话的内容和患者的情绪对人际距离进行调整。例如，刚开始询问时，医护人员要站在患者床边，与患者保持一定的距离；当患者诉说时流露出伤心、痛苦的情绪时，医护人员可以走近一些，伸出手来适当地拍拍他的肩，给予安慰；当患儿诉说头疼发热时，可以摸摸他的额头，给予关心。这种距离的变化传递着医护人员对患者的尊重、关心与爱护（图8-6）。

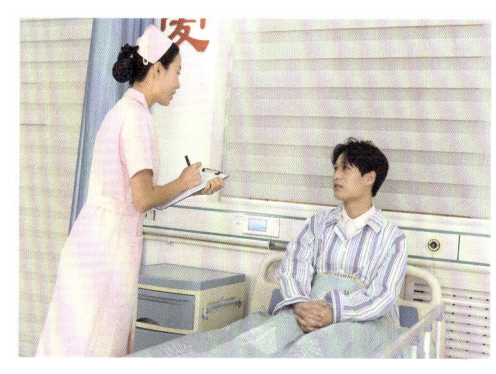

图8-6　询问病史

3. 态度　向患者询问病史时，切忌东张西望或是抓耳挠腮、左顾右盼，这些都是不礼貌的，会让对方觉得护理人员对他的事不感兴趣，导致病史的采集不全面。

4. 时间　与患者交流的时间要合适。

（1）入院时病情已危重的患者，当务之急是进行紧急处理，并实施抢救，处理结束后才能向患者或是家属询问详细的病史。

（2）入院时病情轻的患者，马上在床前询问病史，收集资料。住院过程中对资料再次采集和补充时，可以先提前与患者约好时间再去询问，避开患者吃饭、做护理、休息的时间。

（3）沟通交流的时间长短要合适，不可过长，以患者感觉到不疲劳为宜，也不可过短，要问清楚，一般时间控制在20～30分钟。

考点 询问病史礼仪

三、查房时礼仪

查房是医疗工作中最重要的环节。按照性质查房可分为临床业务性查房、教学指导性查房、常规评价性查房。按照查房的形式和内容可分为个案护理查房、教学查房、危重抢救查房、质量查房、健康教育查房、护理科研查房、整体护理查房、管理查房等；按其护理能级可分为护士长查房、总护士长查房和护理部主任查房。无论哪种查房，护理人员都要态度认真、记录翔实，避免造成患者的伤害从而不利于患者康复。

1. 查房时站位　在查房时，护理人员的位置安排：患者卧位的左侧依次为责任护士、主管护士、护士、实习护士等；右侧依次为主查人、护理部主任、总护士长或护士长；床尾为配合护士、查房车及用物。

2. 查房时要求　配合护理查房、教学查房并非患者的义务，所以在查房前要征得患者的同意，告诉患者查房的目的和意义，待患者同意后才能进行。同时查房前应将来者介绍给患者，以表示尊重，并感谢患者的配合。

3. 查房前准备　查房前护理人员要预先积极准备，查阅病历，了解患者的综合情况和身心状况，针对病例先进行有关疾病知识的复习。

4. 查房时态度　护理人员仪表举止要端庄稳重，查房期间应关闭手机，不接外线电话，不动患者私物，不要当面议论患者，不要嘲笑患者，不随便打断对方讲话，不处理与查房无关的事务。查房时与患者沟通交流要神情专注，注意倾听，学会听"弦外之音"，并及时进行巧妙地询问，用点头、微笑及"嗯""原来是这样""请继续说"等话语表示反馈，鼓励患者诉说，引导患者说出疾病的全部信息，防止谈话偏离正题（图 8-7）。

5. 距离适度　护士在查房时，应根据护理内容，有意识地控制和患者之间的人际距离，体现出对患者的关心、尊重和礼貌。治疗护理部位检查时，选用亲密距离，空间距离在 0～0.46m；询问病情时，空间距离在 0.46～1.2m；交接班时，选用社交距离，空间距离在 1.2～3.6m。

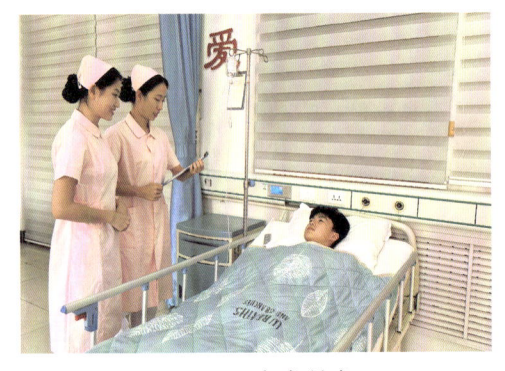

图 8-7　查房礼仪

6. 查房注意要点　要注意维护患者隐私，不可过多暴露患者身体，必要时用屏风遮挡。善于运用"视、听、嗅、触、叩"等方法获得患者症状和病情资料，并将查房的资料及时、详细、准确地记录，总结经验，提高实际工作能力和应变能力。查房结束时要表达患者对医护工作支持的感谢，让患者感觉舒适、安全。

四、操作礼仪

护理操作的礼仪规范，就是要掌握好操作前、操作中、操作后的每个注意事项。这种礼仪修养的培养，与护理操作技术一样，需要勤奋的学习和丰富的实践经验。护理操作用语是指在护理工作中，护士为获得患者的配合，保证护理操作的顺利进行，以达到预期的目的和结果而使用的护患沟通语言（图 8-8）。

（一）操作前解释

根据患者的具体情况，解释本次操作的目的、患者应做的准备，简要介绍操作方法和在操作过程中患者可能产生的感觉及需要配合的事项，态度诚恳地做出会尽量减少患者不适的承诺。

（二）操作中指导

在护理操作过程中，护士可边操作边指导患者如何配合的方法，如深呼吸、放松等；多使用安慰性语言，转移其注意力；多使用鼓励性语言，增强其战胜疾病的信心。

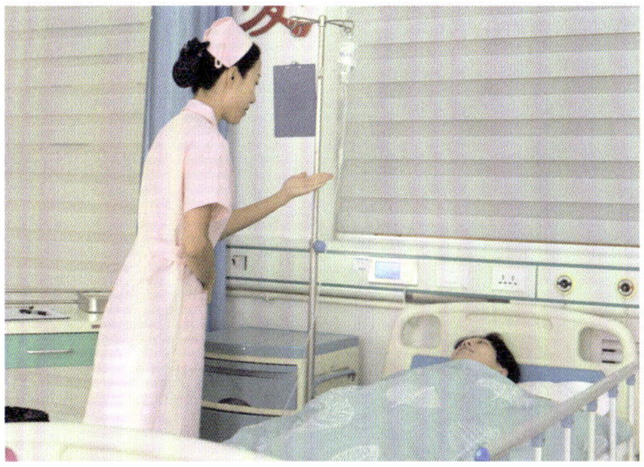

（三）操作后嘱咐

图 8-8 沟通注意事项

护士在护理操作结束后，应亲切询问患者的感觉，观察是否达到预期效果；告诉患者需要注意的事项；同时感谢患者的配合。

例 1 口腔护理

患者张某，男，70 岁，退休工人，因直肠癌入院，拟做直肠切除术，目前禁食，生活不能自理，遵医嘱每日进行口腔护理 2 次。

【操作前解释】

护士："张爷爷您好！我是您的责任护士，我姓王，您可以叫我小王。"（护士着装整洁，面带微笑）

患者："您好！小王。"

护士："张爷爷，您晚上休息得好吗？"

患者："现在感觉好多了，头还有点晕。"

护士（轻轻点头，细心解释）："您现在身体比较虚弱，起床刷牙不方便，为了让您舒服些，需要给您做口腔护理，您同意吗？"

患者："什么是口腔护理呢？"

护士："张爷爷，口腔护理就像您平时刷牙一样，去除口腔内的病菌和气味，预防口腔疾病，可以使您感到清洁、舒适。"

患者："好的。"

护士："在护理过程中我会用血管钳夹盐水棉球擦拭，我会尽量轻些，不让您难受，请您放心！"

患者："好的。"

护士："张爷爷，请问您有活动的假牙或松动的牙齿吗？"

患者："没有。"

护士："好的，让我看一下您的口腔情况，请您张开嘴……您的口腔情况良好，您稍等一下，我去准备用物。"

【操作中指导】

护士："张爷爷，您躺好，头向我这边侧一点，给您垫上治疗巾。"（轻轻扶住患者的头，朝护士侧靠近）

患者："好的。"

护士："请您吸点水漱口，漱口水吐在弯盘里。"

患者："好的。"

护士："请您再张嘴，要帮您擦洗了，您配合得很好，如果不舒服就举手告诉我。"

【操作后嘱咐】

护士："张爷爷，您感觉怎样？"

患者："姑娘，你做得很好，我感觉很舒服。"

护士："您配合得很好，非常感谢！下午我再为您做一次，好不好？"

患者："好的。"

护士："张爷爷，有事请您按呼叫器，我会经常来看您的，您好好休息，谢谢配合。"

例 2 生命体征的测量

患者李某，女，45 岁，因"淋雨后发热 3 天，咳嗽、咳大量铁锈色痰"入院，入院后护士小林为其测量体温、脉搏、呼吸、血压。

【操作前解释】

护士："李姐，为了监测病情变化，现在需要为您测量体温、脉搏、呼吸、血压，您半小时内有过外出或剧烈活动吗？"

患者："没有，不过房间有些热，我没活动还出汗了。"

护士（亲切的口吻）："平日如果出汗，要及时擦干汗液，更换衣服，以防感冒。"

【操作中指导】

护士："李姐，请您先将扣子解开，我先给您测体温（护士边说边协助患者解衣扣）。测温前我先将您腋窝下的汗液擦干（帮患者擦干汗液）。"

患者："为什么还要擦干汗液呢？"

护士（耐心解答）："因为有汗液，测出的体温值不准确。"

患者："哦，原来是这样，今后我会注意的。"

护士："请您将体温计放在腋窝，夹体温计的手臂搭在另一侧肩上，等 10 分钟，再看结果。您放心，我已经开始计时了，到时间我会帮您将体温计取出来。"（边说边协助患者摆放姿势，保持舒适体位）

患者："好的，我明白了。"

护士："现在我给您测脉搏，请您将另一只手臂伸给我，好吗？测脉搏时我们都要保持安静，才能测量准确。"

患者："行，没问题。"

护士："李姐，您的脉搏每分钟 74 次，呼吸每分钟 18 次，您的脉搏、呼吸都正常。"

患者："我没看你给我测呼吸呀，怎么是 18 次？"

护士："我测量完脉搏后，就直接测呼吸了。我没告诉您，因为呼吸是受意识控制的，这样测呼吸会更自然，获取的数值也更准确。现在我为您测血压，我帮您将袖子卷起来。"

患者："好的。"

护士："李姐平时的血压怎么样？"

患者："一直正常。"

护士："您的收缩压130mmHg，舒张压80mmHg，血压正常。"

患者："我以前测得比你现在测的值要低，今天为什么高了？"

护士（边操作边解释）："请您不要着急，您的血压仍在正常范围内。血压比原来高的原因，可能是由于您刚住院，周围陌生环境让您有些紧张，或者昨晚没休息好吧？紧张和休息都会影响血压的波动。我们会关注您的血压变化，您要放松心情，有问题及时告诉我们。"

患者："是的，昨晚我失眠了！正常我就放心了。"

10分钟后，护士："时间到了，我来帮您取出体温计。请您放松手臂，累了吧！好好休息，谢谢您的配合！"

患者："是有些累，您看我的体温高吗？"

护士："38.1℃，稍高一点。这是由于肺炎导致的，您不用担心，我会将测量结果告诉医生，我们会随时观察您的体温变化。"

【操作后嘱咐】

护士："李姐注意多喝水，及时补充身体发热丢失的水分，尽量减少活动，减少体能的消耗。"

患者："好的，我配合。"

护士："好的，谢谢您的配合，有什么需要请及时按床头铃呼叫我们。"（护士走出病房，轻轻关门）

考点 操作礼仪

五、交接班礼仪

把工作交给接班的工作人员称为交班。交接班制度是保证日常医疗护理工作严密性和连续性的一项重要工作程序。严格的交接班，不仅可使患者的治疗护理更加系统、连贯、有序，还可加强医护之间的密切合作和互相配合，形成良好的工作氛围和友好和谐的人际关系。按交班形式可分为集体交接班、床头交接班、个别交接班。

1. 集体交接班　每天早晨，值大夜班的医护人员在下班之前，需要把前一天一整天的工作情况及本班次的重点要点向病区的所有医护人员进行口头和书面的汇报。

（1）护士长主持，所有医护人员要穿好整齐干净的工作服、佩戴好帽子和工作牌、统一站好，表情严肃、认真地听取交班内容，不得交头接耳、吃东西等。

（2）交班者要衣帽整洁、仪表端庄，进行交班。

（3）交班内容要简明扼要、重点突出、吐字清楚。

（4）交班中如遇到疑难问题，可另选时间进行开会解决，避免交班时间过长，影响白班护士工作。

2. 床头交接班　对于一些有特殊治疗、病情危重等情况的患者，值班的护理人员可以在患者床前、在下班之前向下一班的值班人员当面重点交班，主要是交代治疗护理工作。交班过程中还要继续观察的病情情况、注意事项、护理要点。交班过程中要注意维护患者利益，不可在患者面前谈论某些治疗护理的利弊或是护理人员个人之间的问题（图8-9）。

3. 个别交接班　是值班者对一些重点事宜向下一位值班者进行个别的强调。目的是让下一位值班者一到岗就能对病区情况心中有数，很快进入工作状态。每一位值班者都要提前15分钟到达科室，了解患者及病房的情况。交班者要竭尽全力完成、做好本职本岗位的工作，必要时书面签名。

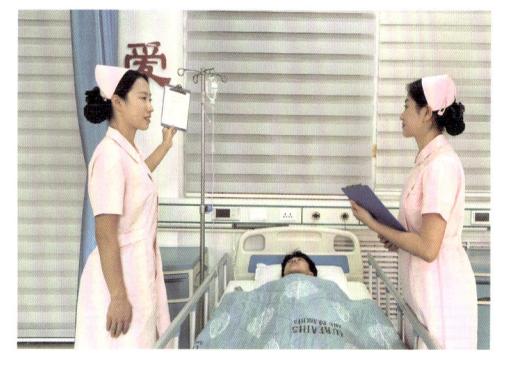

图8-9　床旁交接班

六、出院送别礼仪

身体康复出院回到家中恢复正常生活是每个住院患者的迫切愿望，因此当患者得到医生医嘱许可离院回家时，大多数人心中都会充满喜悦感，同时也恢复了自信，更加向往未来的生活。在送患者出院的过程中，护士应遵循的礼仪原则是真诚祝福、嘱咐送行。与出院患者礼貌地道别是对患者关爱的延续，可以体现出护士的人文素养。临别时表达友好祝愿，是增进护患关系的良好时机。

1. 及时告知　离开熟悉的环境，离开舒适的家来到医院住院治疗，每个患者都希望自己可以早日康复、出院回家。因此，当护士接到患者出院医嘱时，应该及时将出院消息告知患者。

2. 帮助出院　帮助患者办理出院手续，要及时通知患者及其家属并表示祝贺。请患者及家属留下意见及建议，以便日后改进，更好地为患者服务。例如，"张阿姨，您在住院期间有什么意见和建议请留下，我们会认真听取，及时改进。"或"谢谢您提出的宝贵意见，我们会及时改进。"等。

3. 热情送别　送别时，热情表达祝贺。例如，"王阿姨，您的气色更好了，人也显得精神了，祝贺您康复出院，真为您高兴！"离开时，要热忱地送上一段距离，并要嘱咐："请慢走！""请多保重！"切忌说："欢迎下次再来！"送患者出院一般要送患者到病区门口，目送其走出视线外。例如，送至电梯口时，等电梯门关闭后再返回；送至车上时要等车开走后方可转身返回。

考点　出院送别礼仪

自测题

一、选择题

A1型题

1. 在病房工作礼仪中，下列哪项符合日常护理礼仪用语（　　）
   A. 我没空，等会再过来
   B. 我正忙着呢
   C. 不知道，你问医生吧
   D. 请稍候
   E. 不清楚，别问我

2. 下列哪项不属于门诊分诊工作礼仪（　　）
   A. 填写病历本首页（就诊卡）
   B. 组织就诊，灵活机动
   C. 观察患者状态
   D. 保持候诊区安静有序

E. 做好急救准备
3. 急诊救护礼仪不包括（　　）
   A. 评估病情　　　B. 保证抢救及时到位
   C. 安全转运　　　D. 仅需要和与患者沟通
   E. 给予理解，获得支持
4. 在患者手术前做好宣传教育，可以稳定患者的情绪，健康教育时护士的语言特点应当是（　　）
   A. 专业性的讲座　　B. 随意性的调侃
   C. 自然真诚的讲述　D. 简练精短的概括
   E. 快速陈述手术相关事宜及注意事项
5. 急诊科护士对急诊危重患者，应首先（　　）
   A. 热情迎接，诚恳地自我介绍
   B. 详细询问患者有关情况
   C. 立即采取抢救措施
   D. 办理挂号手续
   E. 进行体格检查
6. 护士送别患者出院时不适宜的"礼貌用语"是（　　）
   A. 请多多保重　　B. 欢迎下次再来
   C. 祝您早日康复　D. 您慢走
   E. 祝您生活愉快
7. 门诊护士的服务应做到"五勤"，以下哪个选项不妥（　　）
   A. 脑勤　　　　　B. 眼勤
   C. 口勤　　　　　D. 手勤
   E. 耳勤
8. 在急诊科，急诊护士工作礼仪以下哪项不正确（　　）
   A. 充分准备，物品随意放置
   B. 掌握时机，果断处理
   C. 团结协作，配合抢救
   D. 疏导安慰，健康指导
   E. 理解患者，给予帮助

A2 型题

9. 李某，女，35岁，因"胎儿宫内窘迫"即刻行剖宫产术，护士要为其做术前准备，其礼仪规范下列哪项正确（　　）
   A. 你不要动
   B. 你怎么这么脆弱
   C. 你别喊了
   D. 请不要紧张，术前准备做完了
   E. 我也没办法帮你
10. 患者王某，男，40岁，今天是住院第7天，患者精神状态好，查体无异常，医生医嘱，今日出院。出院时下列哪项不符合护理礼仪（　　）
    A. 张先生，祝您恢复健康
    B. 您有事情请给我们打电话
    C. 有需要我帮您整理的东西吗
    D. 你快去办出院手续
    E. 我帮您
11. 患者李某，男，35岁，长期熬夜，劳累，在上班期间突然晕倒，脸色苍白、心慌气促、冒冷汗，被同事送至急诊科就诊，在监护过程中，患者突然心搏呼吸骤停，以下哪项不符合护理礼仪规范（　　）
    A. 对其立即进行胸外按压、人工呼吸
    B. 立即呼救通知抢救
    C. 对于患者家属的慌乱和强词夺理不予理睬
    D. 沉着镇定，积极配合抢救
    E. 对家属必要时进行解释，以取得配合和理解
12. 患者章某，68岁，因急性阑尾炎收住外科，入院后护士给予护理，下列哪项不符合礼仪规范（　　）
    A. 端庄大方，举止文雅
    B. 操作娴熟，轻稳适度
    C. 满足患者所有要求
    D. 思维敏捷，处事周全
    E. 语言亲切，尊重关心
13. 王先生，自感全身不适前来就诊，门诊护士巡视时发现他面色苍白，出冷汗，呼吸急促，主诉腹痛剧烈，门诊护士应采取的措施是（　　）
    A. 安慰患者，仔细观察
    B. 安排李先生提前就诊
    C. 让医生加快治疗速度
    D. 为李先生测血压
    E. 让李先生就地平卧休息
14. 患者，女，35岁。右腰部撞伤2小时后来院检查。诊断为"右肾挫伤"并收住入院。医

嘱采用非手术治疗。查体：患者右侧腰局部疼痛、肿胀。入院2小时后排淡红色血尿一次。护士查房时表现不妥的是（　　）

A. 与患者沟通时，距离保持在1m

B. 面带微笑，语气温和

C. "不要紧张，我们一直都在。"

D. "您的东西不要乱摆乱放，房间都弄乱了，赶紧收拾好。"

E. "您会随时过来看您的。"

15. 患者，女，38岁，1周前因"发热待查"收入院。护士在采集血标本时，患者说："我住院都1周了，病情怎么一直没有好转？"护士恰当的回答应该是（　　）

A. "别担心，你的病很容易治愈。"

B. "是吗？那你的病可能挺严重吧。"

C. "我只负责采血，有事问医生吧。"

D. "你觉得主要是哪些方面没有变化？"

E. "你的主治大夫可是我们的骨干，要相信他。"

16. 患者，男，45岁，因肝硬化入院保守治疗，因对家属送的饭菜不可口而生气。对于该愤怒的患者，护士正确的做法是（　　）

A. 回避

B. 指责

C. 漠视

D. 允许患者发泄并作出正面反应

E. 让患者不要生气，生气会加重病情

17. 患者，女，46岁。患缩窄性心包炎1年，拟择日行心包切除术。夜班护士发现患者失眠，心率122次/分，双手颤抖，沟通中患者表示深恐手术发生意外，但又因病情重不敢不进行手术。护士采取的措施不妥的是（　　）

A. 向患者介绍手术成功的病例

B. 告诉患者手术没有任何风险

C. 向患者说明手术目的

D. 教会患者使用放松技术

E. 鼓励家属在探视时给予心理支持

18. 患者，男，50岁。因肾结石行震波碎石术后，现康复出院。护士叮嘱患者："您回家后要多休息，多喝水，按时服药，按规定时间回医院复查。您慢走"。该护士的语言属于（　　）

A. 介绍用语　　B. 解释用语

C. 安慰用语　　D. 招呼用语

E. 迎送用语

19. 患者，女，24岁。因心搏、呼吸骤停被送至急诊室抢救，其家属在旁焦虑不安、哭声不断。此时，急诊护士对患者家属最适宜的指导是（　　）

A. "请不要在此大哭，不要吵到其他患者就诊！"

B. "别哭了！医生肯定可以救治她的！"

C. "请您先离开抢救现场，谢谢！"

D. "我们正在进行心脏复苏，操作步骤是……"

E. "我们经常抢救这样的患者，很多都成功了，您放心在这等待。"

20. 患者，女，45岁，工人。因呕吐、腹泻急诊入院，需进行静脉输液治疗。护士为该患者执行操作时，用语不当的是（　　）

A. "今天您呕吐、腹泻了多次，我等一会儿给您输液，补充水分和电解质。"

B. "您快点儿去卫生间，回来马上就要给您输液了！"

C. "现在给您输液，请问您叫什么名字？"

D. "给您扎上止血带，有点紧，马上就好。"

E. "输液的滴速已经给您调节好了，请您不要自行调节、改变滴速。"

二、简答题

1. 儿科患者年龄小，缺乏自理能力，表达能力差或者没有表达能力，耐受性差，抵抗力差。在询问其病史时应注意哪些礼仪规范？

2. 为患者进行留置尿管时，护士如何做好操作前的解释？

（侯纯妹）

第9章 面试求职礼仪

第1节 面试求职礼仪要求

案例 9-1

某中专应届毕业生小欣，准备在两天后参加某社区医院的面试，此次面试是她的首次面试，比较紧张，目前已经做的准备有：一份自我介绍文稿，一些面试官可能会提问的问题及如何应答，一套纱质的裙装，一双运动鞋，并熟悉了线路和往返时间。

问题：1.小欣的面试前准备是否恰当？
　　　2.面试过程中应注意哪些礼仪？

面试是一种经过组织者精心设计的在特定场景下通过面试官对求职者的面对面交谈、观察等双向沟通方式，由表及里测评求职者的知识、能力、经验等相关素质的一种考试活动。为了面试成功，求职者应该充分做好面试的准备，在面试中适度地表现自己，给面试官留下良好的印象，从而获得求职的成功。

一、面试求职前准备

（一）心理建设

求职面试时，大多数人都会有忐忑不安、不知所措的心理状态。如果在面试前做好充分的心理准备，可缓解面试时的心理压力，从而有助于面试成功。求职者在面试前可以采取以下几种方式来缓解面试时的心理压力。

1.了解自我　面试的时间一般都比较短暂，如何充分利用有限的时间，给招聘者留下积极、肯定而又深刻的印象就显得尤为重要。求职者要充分认识自身的特点，明确自己的优势和劣势。面试时对于自己的优势要尽量发挥好，而不足之处则要在面试中加以注意，做到扬长避短。

2.充满自信　自信是求职者面试前必须具备的心理素质，它可以帮助求职者克服自卑心理。自卑而又胆怯者，在紧张而又短暂的面试过程中，做到举止大方是很困难的。因此，求职者在面试前应熟记自己的各项求职资格和工作能力，求职者应对招聘者可能提出的问题事先有所准备，以便到时胸有成竹，对答如流。充分认识到自己是求职的主体，要发挥自身的积极主动性，树立起强烈的主体意识。

3.怀抱平常心态　求职者应正确对待求职面试的每一个过程，为了能够使面试过程正常发挥，应怀有平常心态面对面试过程。提醒自己不要随便否定自己，这次面试不成功，下次还可以继续努力。

（二）准备好个人简历

目前有的用人单位需要先投发个人简历，而个人简历是求职者给招聘单位的一份简要介绍。个人简历一般包含姓名、性别、年龄、民族、籍贯、政治面貌、学历、联系方式，以及自我评价、工作经历、学习经历、荣誉与成就、求职愿望、对这份工作的简要理解等。个人简历以简洁、有重点为宜。

（三）具备扎实的专业基础

扎实的专业基础不仅是面试前应注意准备的内容，同时也是求职者在校学习期间应该不断努力的方向。求职者在校期间应努力学习，培养刻苦钻研、精益求精的学术作风，注重技能训练，练就一技多能甚至多技多能，从而在应聘时展现较好的专业素质和形象。

（四）适当了解招聘单位的情况

要了解用人单位的有关情况，如用人单位的历史、现状、规模、业务服务等，掌握用人单位对人才的需求与使用情况。面试前需要了解的有效信息包括三个方面：①用人单位的信息，主要包括单位的性质、规模、产品、效益、发展前景、招聘岗位、招聘人数等；②用人条件的信息，包括对招聘人员的性别、年龄、学历、阅历、专业、技能的具体要求和限制；③用人待遇的信息，包括工资、福利、补贴、假期等。

（五）面试时着装与仪容的准备

着装与仪容往往可以表现一个人的个性和修养，面试不是一般的社交场合，而是一个严肃的公务场合，所以求职者的仪容仪表至关重要，要做到整洁、庄重、得体、大方，给招聘者留下良好的印象。

1. 着装　求职者服装得体，干净利落，展现出正统而不呆板、活泼而不轻浮的气质，遵循"朴素典雅"的原则。男生以穿着深色或色调反差小、款式稳健的套装西服为宜。较好的面试着装是深色西装、白衬衫、深色裤子、黑色皮鞋、深色袜子。女生以穿着得体的裙装或套装为宜。天气冷时，西装或短外套比较合适，冬装也要选择简洁明快的，不要穿运动装、牛仔装、T恤、透明的纱质或轻薄面料的服装，以免给人以不庄重之感。如需穿着护士服时，应做到大小、长短、型号适宜，腰带平整、松紧适宜，同时搭配合适的护士鞋及护士帽。

2. 仪容　仪容的基本原则是整洁性、适度性和协调性。面试时，男生应保持头发干净、利落，发型以短发为宜，梳理整齐，忌长发、光头，鬓角要短，前不覆额、侧不遮耳、后不过领。女生要保持端庄、干净的形象，发型应端庄、简约，尽量不烫发、染发，长发盘起带发网。女生的颜面修饰，最好化自然的淡妆且不露痕迹。

面试时，求职者与招聘者之间往往距离比较近，应确保体味清新，还要注意口腔卫生，面试前不要食用大蒜、韭菜等带有强烈异味的食物，以免因异味引起招聘者的反感。必要时，可以喷口腔清新剂或咀嚼口香糖以减少口腔异味，但在与人交谈时要避免咀嚼口香糖。在面试时，呈递个人资料要使用双手，要注意双手的清洁，指甲应修剪整齐。

考点　面试前礼仪

二、面试求职中礼仪

（一）面试基本礼仪

1. 守信守时　守信守时是一种美德，也是一个人良好素质和修养的表现。所以，准时到场面试是最基本的礼仪。迟到会给人以言而无信、马马虎虎、缺乏责任心、我行我素、无组织无纪律的印象。的确因为客观原因或某些特殊原因无法准时到场时，应及早通知面试方并表示歉意。为防止迟到，求职者最好提前到达面试地点，一方面可以给自己留下一点时间，整理自己的仪容仪表，稳定一下情绪，进一步做好面试前的思想、心理准备；另一方面，提前到达也表明自己对面试的重视，对对方的尊重，以表示求职者的诚意。

2. 对接待人员要以礼相待　对候考室或考室门口的接待员要以礼相待，注意细节，恰当地表达礼貌，多使用"请""谢谢"等礼貌用语。等待过程要保持心态平和、宁静。不要随意走动、大声喧哗，更不要探头探脑、坐立不安，以免产生负面影响。对接待员的询问应礼貌地给以回答，但切不可贸然与之闲聊，以免妨碍他人工作，引起不满。求职面试时，应该注意给所有人都留下好印象。

3. 进门有礼　面试时，首先要礼貌地轻轻敲门，待对方回答"请进"后方可开门进入。即使房门开着或虚掩着，也应轻轻叩击以示进入，千万不可冒失地直推进入，给人以无礼、鲁莽的印象。得到准许后，方可轻轻推门而入，然后转身将门轻轻关好。

4. 礼貌问候　进门后应步态稳健地走向规定位置，求职者应主动向面试考官微笑并点头致意，主动向考官问候："各位老师好"等礼貌用语。对于求职者而言，不主动向面试官打招呼或对对方的问候不予回答都是失礼的行为。

5. 坐立有相　面试时当求职者被提示站立或坐下时，应服从安排，沉着练达、大方自如。站立时挺胸收腹、面带微笑目视面试官、身体不可摆动、扭怩作态，以免给人缺乏自信的印象。在面试官还没有请求职者入座的情况下，不要自己主动落座，要等面试官提示就座时再入座，否则会被视为傲慢无礼。入座前，应表示感谢，然后再按指定的位置落座，就座时动作要轻稳，保持标准坐姿。

6. 自我介绍　自我介绍时，应充满自信，落落大方，表达准确，内容简练，重点突出；应突出自己积极向上、阳光朝气的一面，可以增加人与人的亲和力；在介绍自己的优势时做到语气平和、目光温柔、神态自然。求职者作自我介绍时，应注意：①如不允许泄露自我信息时，可只介绍"我是×号选手"即可。②准备充分，事先把自我介绍的讲稿拟好。③充满自信，落落大方、态度诚恳，增加人与人的亲和力。④内容有针对性，介绍的内容要言之有物，表达准确，内容简练，重点突出，有针对性地重点介绍与应聘岗位相关的内容。

（二）面试交谈礼仪

通过面试时的交谈，可以使面试官感受到求职者的基本素质和业务水平，因此，遵循面试中的交谈礼仪是非常重要的。

1. 自谦有礼　谈话过程中要注意语气平和、语调适中、语言文明，必要时可以适当使用专业术语，让对方感觉到求职者具有良好的专业素质和个人修养。避免过于谦虚或夸夸其谈。回答面试官的问题时，要表现出从容镇定、温文尔雅、有问必答、谦虚诚恳，使面试官感到求职者诚实可靠，并具有良好的职业素养。

2. **仔细倾听** 倾听是语言沟通中的技巧之一。面试时，当面试官提问或介绍情况时，求职者应认真聆听讲话的重点内容，这是面试中最重要的一步，否则就很容易答非所问、画蛇添足。求职者应用目光注视面试官，以示专注。还可以通过配合点头或者巧妙地插入简单的话语，赢得面试官的好感。这样可以提高对方的谈话兴趣，从而使自己获得更多的信息，有助于面试在和谐、融洽的气氛中进行。注意不要在面试官发言时贸然打断其说话，失礼于人。

3. **善于思考** 在回答面试官所提出的问题之前，求职者要在自己的脑海里将思绪梳理一下，对自己所说的话稍加思考后再给以回答。求职者要能够随机应变，学会换位思考并且能够从对方角度考虑问题。如果有些问题还没有想清楚，就绕开该话题不说或者少说，切勿信口开河、夸夸其谈、文不对题、话不及义，这些都会给人以一种缺乏涵养的感觉。

4. **突出重点** 回答面试官的问题时要突出重点，对于用人单位感兴趣的话题可以多讲，不感兴趣的地方少讲或不讲，简单的问题边问边答，复杂的问题边思考边回答，使面试官感觉到求职者既反应灵敏又很有思想。

（三）面试告别礼仪

1. **适时结束** 一般情况下，面试有明确的时间限制。时间过短，不足以展示自我的能力；时间过长又易造成面试官的疲惫甚至反感。所以，为了在有限的时间内提供有效的信息，面试前求职者应想好交谈的话题，把必须说的问题简洁、明了地交代完毕后，便可准备结束。当回答完时可说"回答完毕"。当面试官提示结束时，求职者即可站起身，露出微笑，要鞠躬行礼后离开，走出房间时最好站在门前再次行点头礼后关门离开，以给对方留下一个积极、良好的印象。

2. **保持风度** 求职者在面试的整个过程中都应该保持镇静的情绪，特别是在获知失败后，更应该注意维持自身的最佳风度，控制好自我情绪，不要显露出灰心和气馁。求职者应面带微笑，握手告别，保持最后的礼节，做到善始善终。

3. **礼貌告别** 面试结束后，无论结果如何、有无录用希望，告辞时都应向对方诚挚道谢。这既是礼仪要求，也是体现求职者的真诚和修养的最后机会，这对于最终是否会被录用也起到一定的影响作用。

考点 面试中的礼仪

三、面试求职后礼仪

1. 招聘单位要对求职者的应聘情况进行一系列分析研究，最后确定录用人选。对于全部求职者考核后当场公布成绩的，求职者应耐心等待，不要急于询问对方应聘结果，以免造成过于急躁的不良印象。

2. 在应聘两周后，或确定的答复时间到来时还没有接到招聘方的答复，求职者则应根据招聘方提供的联系方式，立即与招聘方取得联系，询问应聘结果。如竞争失败，不要气馁，从失败中吸取经验教训，如有可能，求职者应虚心向用人单位询问自己有哪些不足，并针对这些不足重新做准备，调整好心态，全身心投入下一次应聘准备，期待下一次的成功。

考点 面试后的礼仪

第 2 节　面试技巧与禁忌

案例 9-2

小欣中专毕业后通过某社区医院初审进入面试环节，由于担心面试于是带其好友共同前往面试现场，在面试过程中小欣瞻前顾后、缩手缩脚、小心翼翼、顾虑重重，并且多次打断面试官提出的问题。

问题：1. 请说出小欣在面试中有哪些做法不妥？

　　　2. 在面试过程中应该注意避免哪些情况出现？

一、面试技巧

1. 准备技巧

（1）做好面试前的心理准备　求职者求职前要做好充分准备，才能充满信心地去应对面试。心理准备就是要正确认识自己、认识社会、认识岗位，克服各种心理障碍，沉着冷静地应对面试。

（2）做好面试前的言语准备　言语是人们交流的主要工具，言语准备包括使用普通话交谈，尽量不用简称、方言和口头语，以免对方听不懂；回答问题时，语速适中、表达流利、用词得当，富有感染力，而且要吐字清晰、语调得体、音量适中、音色悦耳，说话时声音要自然，体现真实、自然、不卑不亢的良好个性。

2. 交谈技巧

（1）把握重点，条理清楚　通常回答问题，求职者应先讲对这个问题的基本观点，然后逐一用论据加以论证、解释。这样做既有利于自己组织材料，又能给面试官一个头脑清晰、思路明了的好印象。

（2）讲清因果，形象生动　面试官提问总是想了解一些求职者的具体情况，求职者切不可简单地仅以"是""否"作答。针对面试官所提问题的不同，有时需要解释缘由，有时需要说明阐述。

（3）搞清提问内容，切忌答非所问　面试中，求职者如果对面试官提出的问题，一时摸不着边际，不知从何答起或难以理解对方问题的含义时，可请对方将问题重复一遍，并先谈自己对这一问题的理解，请教对方确认内容。对不太明确的问题，一定要搞清楚。这样才会有的放矢,不会文不对题,答非所问。

(4)扬长避短,显示潜力　面试讲话时,可适度把语速放慢、言谈诚恳,这样可以给人留下良好印象。

(5)正确运用语言　求职者与面试官交谈时,要全身放松,面部表情自如。注意语音、语调、语气的正确应用,不卑不亢。谈话时,求职者要注意吐字清晰,发音准确,说话干净利落,喉部要放松,减少尖音,要适当控制说话的速度,以免磕磕绊绊,忌说半截话。根据面试现场情况调整说话音量,以每个面试官都能听清讲话为原则。

(6)形成自己的风格和见解　面试官往往要接待若干名求职者,可能相同的问题也会问若干遍。因此,面试官会有乏味、枯燥之感。求职者只有具有独到见解和个人特点的回答,才会引起对方的兴趣和注意。独特的谈话风格和交谈方式能让人获得信任和尊重。

(7)恰当地谈自己　面试时中肯地回答对方的问题,让对方觉得你虽然在谈自己,但是仍然是以他为中心。学会使用"我也……"的谈话技巧。

二、面试禁忌

1. 缺乏信心　缺乏信心,是因为怕落聘。假设求职者的学识才能是基本符合要求的,那么缺乏信心就是一种自卑的表现。缺乏信心的表现很多,其总的特征是瞻前顾后、缩手缩脚、小心翼翼、顾虑重重。成功来源于自信、坦然面对、态度自然,说话实事求是,才有可能正常发挥自己的学识和能力水平,甚至于超常发挥,取得成功。

2. 打扮失礼　求职者在面试时如不注意穿戴方面的礼仪也会犯一些错误,如全身服装搭配不妥当,稀奇古怪,不修边幅,佩戴太多饰品,全身上下服装颜色超过3种等。当求职者以一个学生身份去求职时,不应过分刻意装扮,花枝招展。

3. 紧张过度　适度的紧张有助于集中注意力,但过分紧张则会引起情绪失控。深呼吸是缓解紧张的有效措施,做几次深呼吸,有助于缓解紧张的情绪。在倾听对方提问的过程中,也可用深呼吸来控制自己的情绪。另外,在参加应聘之前,可以进行模拟面试训练,请自己的同学、朋友协助模拟面试官提问,由自己来回答。

4. 夸夸其谈　求职者在应聘面试中,应实事求是,谈话时不可使用夸张的动作、言语,不撒谎、不吹牛,虚假语言总会招致别人的反感。其中最令人反感的就是求职者夸夸其谈。夸夸其谈,其实质还是回避问题,因而也会被认为是不诚实、不坦率的表现。

5. 自我为主　求职者在面试过程中,有相当多的机会谈论自己,但一定要有分寸,适可而止。以自我为中心的人,一旦打开话匣子就无法收拾,但可能因此将自己表露太多,引起面试官的反感。

6. 过度抢答　有的求职者为了获取面试官的好感,总喜欢抢着表现自己,如在谈话上往往喜欢试图控制对方。在求职面试时,无论当时多么激动兴奋,无论见解多么独到超群,无论别人的看法或观点多么不够成熟或近于荒谬,求职者都必须尽量避免插嘴,避免面试官因被打岔而感到心中不快。

7. 争论争辩　求职者不要把面试谈话变成争论或争辩,过于激烈地维护自己,这是面试的大忌。

8. 语言有误　求职者在面试时常出现的语言方面的错误很多，如称呼不恰当，语言不文明，语气不得体，语言表达不清楚，语言啰嗦，吐字不清，带过多的口头语，都会给面试官留下不好的印象。

9. 表情不当　有的求职者总在脸上表露出对别人说话的反应，或惊喜，或遗憾，或愤怒，或担忧，表达这些情绪时，他们总是歪嘴、眨眼、皱眉、瞪眼、耸鼻子、挖耳朵，形成了一种习惯表达方式。在面试中，夸张的面部表情有害无益，过于兴奋的夸张表情，会使面试官认为你过于虚假，善于伪装。

10. 手机　面试时应关闭手机或将其调至静音状态，避免面试时手机铃响，这是对面试官的不尊重。

考点　面试技巧和禁忌

自测题

一、选择题

A1 型题

1. 下列哪项不是求职礼仪前的准备（　　）
   A. 心理建设　　B. 认真倾听
   C. 仪容　　　　D. 个人简历
   E. 着装

2. 面试时不正确的是（　　）
   A. 东摸西碰　　B. 守时守信
   C. 进门有礼　　D. 礼貌问候
   E. 坐立有相

3. 关于求职礼仪说法正确的是（　　）
   A. 是一种公共礼仪
   B. 通过求职者的书信表达即可
   C. 是一种个人礼仪
   D. 发生在面试过程中
   E. 只体现在求职者的着装上

4. 学习求职礼仪的目的是（　　）
   A. 提高个人素质
   B. 提高个人的综合社交能力
   C. 有利于求职交往
   D. 维护求职形象
   E. 便于理解应用

A2 型题

5. 面试的禁忌不包括（　　）
   A. 以自我为中心　B. 打扮不得体
   C. 充满自信　　　D. 夸夸其谈
   E. 扮鬼脸

6. 在面试过程中下列哪一项是错误的（　　）
   A. 敲门时用右手背的指间关节轻轻叩击
   B. 进门后未经考官同意直接坐在板凳上
   C. 进门后轻轻把门关好
   D. 落座时坐姿端正
   E. 面试房门虚掩时，不可直接推门而入

7. 面试中的言谈举止应（　　）
   A. 过于自信　　　B. 进门要敲门
   C. 可以做小动作　D. 没完没了介绍自己
   E. 翘二郎腿

8. 关于求职礼仪，以下哪一项表述不正确（　　）
   A. 正确运用语言
   B. 求职者要注意准时到场
   C. 面试结束后要尽快主动打电话询问面试结果
   D. 面试前要进行资料、心理、仪表、演练等准备
   E. 见面时问好，考官请坐才坐下

9. 求职时，应遵守的礼仪态度不包括（　　）

A. 守信守时 B. 进门有礼
C. 礼貌问候 D. 坐立有相
E. 夸夸其谈

10. 下列说法正确的是（　　）
 A. 女生妆容越浓越好
 B. 面试时咀嚼口香糖
 C. 男士深色皮鞋最好与浅色袜子搭配
 D. 面试前吃有味道的食物
 E. 着装遵循三色原则

二、简答题

1. 面试后应注意哪些礼仪要求？
2. 求职者在面试中应遵循哪些礼仪技巧？

（辛　阳）

实 训

实训 1　护士仪容礼仪实训

【实训目的】

1. 能为自己化一个适合的淡妆。
2. 能正确地运用微笑为患者服务。
3. 能够正确整理护士仪容，培养良好职业形象。

【实训准备】

1. 环境准备　光线充足，带有落地镜的实训室。
2. 用物准备　化妆品、筷子。
3. 学生准备

（1）掌握护士仪容礼仪相关理论内容。

（2）护生着装整洁，符合护士行为规范要求。

（3）课前根据需要分组准备。

【实训学时】　2学时。

【训练方法及评价要点】

一、护士妆容训练

1. 束发　将头发向后梳拢，不使散发影响化妆。

2. 洁面护肤　用温水洗净面部与颈部，涂抹能改善并保护皮肤的护肤品，如爽肤水、乳液、面霜等。

3. 涂粉底　选用与自己肤色接近的粉底霜或粉饼，从内到外、由上至下细致涂抹，做到厚薄均匀，不宜过厚，切忌忘记鼻翼、眼皮和颈部位置。

4. 画眉　根据自己的年龄、性别、眉形和脸型进行画眉。掌握"从粗到细，从浓到淡"的原则，眉头最粗，颜色最淡；眉峰最高，颜色最深；眉尾最细。

5. 眼部化妆　眼影颜色尽量选择棕色、深灰色等自然柔和的色系。涂抹时使用眼影刷，沿睫毛根部向上涂抹，体现出由深到浅的晕染效果。

6. 晕染腮红　选择合适的腮红颜色，用腮红刷蘸取适量腮红，根据脸型适量晕染。长脸型的人从颧骨向发际线横向晕染，宽脸型的人从颧骨向发际线斜向晕染。

7. 涂唇膏　根据眼影颜色及腮红颜色选择与之搭配的唇膏色，用唇刷均匀地涂抹整个唇部，注意轮廓突出，左右对称。

8. 整体修饰　化完妆后，与镜子保持 1m 左右的距离，观察妆面的整体效果，检查妆面颜色是否搭配恰当，左右面部妆容是否对称、过渡是否自然，整体发型、妆容、服饰是否协调，对不完善之处进行修补，从而使化妆效果更加完美。

可分小组或两人一组互相检查。

二、表情训练

1. 微笑训练

（1）咬筷子训练法　面对镜子，用门齿轻轻地咬住筷子，把嘴角对准筷子，两嘴角微微翘起，连接嘴唇两端的线与筷子在同一水平线上，保持这种状态 10 秒后，轻轻拔出筷子，维持原状态。

（2）发音训练法　对着镜子发"一""七""茄子"或英文字母"e"音，同时注意口型。

（3）情绪训练法　回忆美好往事，调整微笑表情。

2. 眼神训练　两名同学为一组相互对视，甲同学表演，试着用不同角度、方式的目光表达喜悦、厌烦、吃惊、生气等心情，乙组同学猜，并相互描述自己的感受。两人交换。

训练表达自己内心的情感，训练"读懂"对方目光变化的含义，分析情绪变化、态度意向等内心活动，确保交流顺利进行。充分锻炼表情传递能力和目光表达能力。

护士仪容礼仪训练考核内容及操作要点见实训表 1-1。

实训表 1-1　护士仪容评价表

班级	姓名	学号	时间

考核内容	操作要点	分值	得分
发型	头发干净无异味，不散落；前不遮眉，后不搭肩，侧不掩耳；女孩长发盘起，发饰端庄素雅	20 分	
双手	双手清洁，指甲长短适中，无首饰	15 分	
妆容	妆容淡雅自然，符合护理礼仪标准	20 分	
颈部	干净整洁，与面部色差不大	5 分	
笑容	笑容亲切自然、大方得体，符合礼仪标准	15 分	
眼神	准确表达内心美好情绪，符合礼仪标准	15 分	
职业态度	考核过程中严谨认真	10 分	
总分		100 分	

【注意事项】

1. 化妆品选用适合自己皮肤的、较温和的。
2. 化妆时注意色调搭配，一定要符合自身肤色、脸型等。
3. 微笑练习时注意不要发出声响。
4. 微笑练习时注意眉、眼、面部肌肉、口型和谐统一。

【实训作业】

1. 列出自己在本次实训课中存在的问题，并提出改进措施。

2. 写出仪容礼仪训练后感想。
3. 每天坚持 10 分钟练习微笑。

（刘秀敏）

实训 2　护士服饰礼仪实训

【实训目的】
1. 掌握护士不同岗位服装礼仪的基本要求。
2. 掌握护士工作装的穿着方法和规范，正确佩戴燕帽、圆帽和口罩。
3. 能为自己设计恰当的职业形象。

【实训准备】
1. 环境准备　环境整洁宽敞、光线充足，并配有镜子。
2. 用物准备
（1）头发修饰用品　梳子、发网、发卡、皮筋等。
（2）工作服饰　裙式护士服、分体护士服、洗手衣、手术衣、燕帽、圆帽、口罩、胸牌等。
3. 学生准备
（1）掌握护士服饰礼仪相关理论内容。
（2）护生应仪表端庄、大方，化淡妆，修剪指甲，不可戴首饰。
（3）课前根据需要分组准备。

【实训学时】　1 学时。

【训练方法及评价要点】

护士服饰礼仪训练

1. 护士服
（1）检查　检查衣服尺码是否合适及整洁程度、完好程度，纽扣是否齐全。
（2）穿护士服　扣齐所有衣扣，衣长过膝，冬装袖长至腕为宜，穿白色长工作裤。夏装为裙式，整理腰带，松紧适宜。胸牌端庄地佩戴在左胸上方。
（3）对镜检查　面对镜子，检查自己的护士服，发现问题及时纠正。
2. 护士帽
（1）燕帽　长发佩戴时，盘起头发，发网向上网住。帽子轻巧地扣在头顶，前沿距离发际 4～5cm，用同色或白色发卡固定于帽后。
（2）圆帽　整理发型，头发全部放在圆帽内。短发直接佩戴圆帽，长发用小发卡或网套盘起后再佩戴。

3. 护士鞋袜

（1）检查　检查鞋子是否跟脚。

（2）穿护士鞋　选择软底、坡跟或平跟、防滑的护士鞋。

（3）穿护士袜　配浅色、肉色袜子。

4. 口罩　将口罩罩住鼻、口及下巴，橡皮筋系在双耳后，将双手指尖放在鼻夹上，从中间位置开始，用手指向内按压，并逐步向两侧移动，根据鼻梁形状塑造鼻夹。调整系带的松紧度。

对镜整理着装，戴好胸表。学生间相互检查，纠正不恰当的地方，可分小组或两人一组互相检查。

护士服饰礼仪训练考核内容及操作要点见实训表 2-1。

实训表 2-1　护士服饰礼仪评价表

班级　　　　姓名　　　　学号　　　　时间

考核内容	操作要点	分值	得分
护士服	干净、平整无皱、庄重、大方、合体。尺寸合适，以裙长过膝、袖长至腕。腰部宽松适度，衣扣齐，里面的衣领、内衣袖及裙摆下端均不外露 护士裤：裤子长短适宜，站立起来裤脚能碰到鞋面，后面能垂直遮住 1cm 鞋跟	40 分	
护士帽	燕帽：戴正戴稳，帽子前沿距前额发际 4～5cm，前后适宜，选择与燕帽同色或白色的发卡固定于脑后，低头或仰头时不脱落 圆帽：头发全部放在圆帽内，前不遮眉，后到发际，不露头发，帽缝在后，边缘整齐	20 分	
护士袜	长筒袜：穿着裙式工作装时，选择肉色连裤长袜，袜口不露在裙摆外边 短袜：穿着长裤套装，可选择肉色、白色短袜，袜口不露在裤脚外边	20 分	
护士鞋	洁白干净，颜色以白色或乳白色为主，护士鞋底弹性好，走路时无声	10 分	
口罩	完全遮盖口鼻，戴至鼻翼，四周无空隙，口罩带松紧适宜	10 分	
总分		100 分	

【注意事项】

1. 在工作场所必须穿护士服，穿工作服时需维护护士的职业形象。

2. 护士及护生不得在工作、学习场所外穿护士服。

3. 护士的衣服、鞋帽需及时清洗、消毒、更换。

【实训作业】

1. 列出自己在本次实训课中存在的问题，并提出改进措施。

2. 思考作为一名护生要如何整理护士服饰。

（杨琴珍）

实训 3　护士行为礼仪实训

【实训目的】

1. 能在不同的场合运用合适的仪态。
2. 能熟练应用站姿、坐姿、蹲姿、行姿、手姿。
3. 能熟练应用持文件夹、端治疗盘、推治疗车、轮椅运送、开关门等护理工作中的行为礼仪。
4. 能够正确行礼，培养自身良好的形象。

【实训准备】

1. 环境准备　光线充足，带有落地镜的实训室。
2. 用物准备　名片、椅子、文件夹、治疗盘、治疗车，以及音乐播放设备。
3. 学生准备

（1）掌握护士行为礼仪相关理论内容。

（2）护生应衣帽整齐，着装整洁，符合护士行为规范要求。

（3）课前根据需要分组准备。

【实训学时】　6学时。

【训练方法及评价要点】

一、护士基本行为礼仪训练

1. 站姿训练

（1）训练基础站姿，全身肌肉绷紧，坚持5～10分钟，使身体挺、直、高、稳，可根据个人情况选取靠墙训练、顶书训练、提踵训练。

（2）变换标准站姿、沟通站姿。

（3）照镜训练　面对镜面，检查自己的各种站姿及整体形象，发现问题及时纠正。

2. 行姿训练

（1）起步前，将重心前移，两臂随步伐自然摆动，手指自然弯曲，脚尖向前，步幅适中，直线行走。

（2）分组进行摆臂训练、步幅步位训练、稳定性训练、协调性训练。

（3）进行整体训练，掌握好走路的速度、节拍，保持身体平衡，双臂摆动对称，动作协调自然。

3. 坐姿训练

（1）分组就座训练　站在椅子后面，从左侧走向椅子前方，背对座位，右脚向后退半步，捋平衣裙下摆，轻稳就座，收手、收脚。后背伸直坐于椅面1/2～2/3处。可以统一口令小组成员同步完成，同学之间相互指导纠正。

（2）坐姿训练　在教室上课时同时进行。

（3）离座训练　离座起立时，右脚先向后退半步，支撑重心，然后身体直立站起，收右脚，从左侧还原到入座前的位置。

（4）照镜训练　面对镜面，检查自己的正面及侧面落座形象，发现问题及时纠正。

4. 蹲姿训练

（1）下蹲　在站姿的基础上，右腿稍后退半步，单手或双手从身后向下捋平衣裙下摆，上身保持直立，两腿靠紧下蹲。

（2）起身　起立时膝关节伸直，提高重心，右脚回归原位。

分小组或两人一组互相检查练习。

护士基本行为礼仪训练考核内容及操作要点见实训表 3-1。

实训表 3-1　护士基本行为礼仪评价表

班级　　　　　　姓名　　　　　　学号　　　　　　时间

考核内容	操作要点	分值	得分
基本站姿	头正颈直，目视前方，下颌微收，面部表情自然平和或面带微笑，肩平外展，挺胸收腹，手位垂放，双脚呈"V"字形，自然不做作	10 分	
标准站姿	女士：两手搭握于腹前，双脚变为"丁"字形 男士：两手搭握于腹前，两脚呈"V"字形	10 分	
沟通站姿	女士：两手搭握于第四颗纽扣前，两脚呈"丁"字形 男士：两手搭握于小腹前，两脚平行分开不超过肩宽	10 分	
基本行姿	站姿基础上，双眼平视前方，以胸带步，双臂前后直摆，重心落前脚掌，两脚避免内外八字步。落步轻盈，步速稳健快捷	10 分	
快行步	步幅变小，频率加快	10 分	
落座	左进，右脚后退找到椅子边缘，捋平衣裙下摆，上身直立，落座 头正颈直，坐于椅面的 1/2~2/3 位置，腰背挺直	10 分	
坐姿	女士：双膝并拢，两足踏平，双手搭握放于大腿上或腹部 男士：双膝可分开，但小于肩宽，双手放于双腿上或搭握于腹部	10 分	
离座	右脚后退，支撑重心，上身直立起身，左出	10 分	
高低式蹲姿	在站姿的基础上，下蹲时，左脚在前，右脚靠后，捋平衣裙，两腿靠拢向下蹲，左脚全脚着地，左腿小腿基本与地面垂直，右脚脚跟提起，脚掌着地，形成左高右低的姿态，主要用右腿支撑身体，臀部朝下，尽量保持上身挺直 女士：双手掌心向下叠放在左侧的大腿上 男士：两腿可适度分开，双手放于两腿上	10 分	
半蹲式蹲姿	身体半立半蹲，下蹲时，上身稍许前倾，臀部向下，不能撅起；双膝略弯曲，身体的重心放在一条腿上	10 分	
总分		100 分	

【注意事项】

1. 所有行为礼仪训练都应该在基本站姿的基础上完成。

2. 训练过程中始终保持微笑。

3. 注意姿势协调、挺拔、到位、自然、稳妥、卫生。

【实训作业】

1. 列出自己在本次实训课中存在的问题，并提出改进措施。
2. 写出行为礼仪训练后感想。
3. 每天坚持 10 分钟基础站姿训练。

二、护士工作中的行为礼仪训练

1. 持文件夹训练

（1）持夹训练　在站姿基础上，练习侧腰式、侧胸式持文件夹方法。

（2）行走训练　持文件夹行走，保持文件夹平稳，右手自然摆臂。

（3）递接、书写或阅读　将文件夹递出交接，接到文件夹的同学，打开阅读并记录。

2. 端治疗盘训练

（1）端放训练　在站姿的基础上，进行端、放治疗盘训练，拇指不可触及治疗盘内缘，盘缘不可触及护士服。

（2）行走训练　端治疗盘行走，保持重心、盘面平稳，盘内物品不滑动。

3. 推治疗车训练　站在治疗车后无护栏的一侧，双手扶住车缘两侧护栏，上身前倾，保持上身平直，把稳方向，速度均匀。

4. 握手礼训练

（1）近位握手　两人面对面，间距 1m 左右，握手训练。

（2）远位握手　两人行至相距约 1m 处，握手训练。

5. 鞠躬礼训练　两人一组，在站姿的基础上，目光注视受礼对象，男士双手应贴放于身体两侧裤线处，女士的双手则应搭握在腹前，行鞠躬礼，目光落在自己前方 1～2m 处。

6. 点头礼训练　两人一组，在沟通站姿或行姿的基础上，面对受礼者，注视对方，面带微笑。将头部向下轻轻一点，同时配合"您好""谢谢"等礼貌用语。

7. 挥手礼训练　在站姿基础上，面向对方，右臂向前上方抬起，不要伸得太低或过分弯曲。掌心向外，指尖朝上，四指并齐，拇指微张，手臂左右挥动。可以同时配合"您好"等礼貌用语。

8. 近距离提示训练

（1）行礼　在沟通站姿基础上，行点头礼后，配合指引手姿，朝近距离目标方向伸出手臂。同时配合"您好，请签字""您好，请就座"等礼貌用语。

（2）复位　得到反馈后，恢复标准站姿。

（3）两人换位训练。

9. 原地指路训练

（1）行礼　两人面对面，甲问路，乙在沟通站姿基础上，指示方向同时配合"您好，请往这边走""您好，请您向右走"等礼貌用语。

（2）复位　乙指示后，转头面向对方，得到反馈后，恢复标准站姿。

（3）两人换位训练。

10. 伴随引导训练

（1）向对方行点头礼，说"您好，我带您去B超室好吗？"

（2）在行姿的基础上，引导者应走在被引导者左前方进行指引。

（3）到达左侧拐弯时，左手向左指引，同时提醒说"请左转"。

（4）到达楼梯时，左手向上指引，同时提醒说"请往楼上走"。

（5）到达台阶时，左手向下指引，同时提醒说"请小心脚下"。

（6）进门时，站在门旁，引导他人进入，向后轻轻退一两步，再转身走出房间。

11. 开关门礼仪训练

（1）开门礼仪　两人一组，甲做门，左手掐腰做门把；乙敲门，"咚咚咚"。

甲："请进"；

乙：推门进入两步，面向室内人员，点头致意，说"您好"，进门，再轻轻地把门关上。

（2）关门礼仪

乙：面向门，拉开门把，出门并转身，向室内人员点头致意，说"再见"，再轻轻地把门关上。

两人换位进行。

护士工作中的行为礼仪训练考核内容及操作要点见实训表3-2。

实训表 3-2　护士工作中的行为礼仪评价表

班级　　　　　姓名　　　　　学号　　　　　时间

考核内容	操作要点	分值	得分
持文件夹	侧腰式：文件夹正面面向身体，女士左手握住文件夹右缘上 1/2 处，上臂与前臂呈 90°，将文件夹贴放于左侧腰部，前端稍向上倾斜，右手自然下垂或摆动。男士用左手握住文件夹 1/2 处，直臂持文件夹放于体侧 侧胸式：正面面向身体，左手握住文件夹右缘上 1/3 处，放在前臂内侧，文件夹下缘齐腰部水平，右手自然下垂或扶托在文件夹右下端 书写或阅读：一手持文件夹顶端，将夹放于前臂上，手臂稍外展，持文件夹上臂靠近躯干，另一手翻阅或书写	10 分	
端治疗盘	双手托盘底两侧边缘的中部，四指在下自然分开，拇指在侧，上臂贴近躯干，小臂与上臂呈 90°，双手端盘平腰，盘缘距躯干 5～10cm，取放、行进平稳	10 分	
推治疗车	位于车后无护栏一侧，两手置扶手处，身体距治疗车 20～30cm，两臂用力均匀，保持上身平直，未发出较大声响，未撞门或其他物品	10 分	
握手	体态规范，身体稍前倾，手姿准确，时长 1～3 秒，力度适中，面带微笑，伴有礼貌用语	10 分	
鞠躬	15°、30° 角度鞠躬，以腰为轴，头、颈、背保持一条直线，目光下落，伴有礼貌用语。时长、次数正确	10 分	
致意礼仪	点头礼：目视对方或扫视全体人员后，轻点头部，面带微笑 挥手礼：右臂向前上方抬起，掌心向外，指尖朝上，四指并齐，拇指微张，手臂左右挥动	10 分	

续表

班级		姓名	学号		时间	
考核内容	操作要点				分值	得分
近距离提示	将手抬至一定高度，四指并拢，拇指微张，掌心向上，以肘为轴，伸出手臂指向目标物体，伴语言				10分	
原地指路	将手抬至一定高度，四指并拢，拇指微张，掌心向上，以肘为轴，伸出手臂指向目标方向，眼看中指的延长线，同时说"请往这边走"				10分	
伴随引导	走在被引导者左前方，行进速度适中，遇到灯光暗淡、拐弯、台阶等及时提醒，手姿准确，在进行交谈时头部、上身应转向对方				10分	
开关门礼仪	敲门：右手屈指轻轻敲门，连敲三下，速度时长适中 开门：待允许后进入，点头问好，轻轻地把门关上 关门：打开门，退出房间，点头或挥手告别后轻关门				10分	
总分					100分	

【注意事项】

1. 所有护士工作中的行为礼仪训练都应该在基本站姿的基础上完成。
2. 训练过程中始终保持微笑。
3. 注意行为礼仪的规范性，并从中体现人文关怀。

【实训作业】

1. 列出自己在本次实训课中存在的问题，并提出改进措施。
2. 写出护士工作中的行为礼仪训练后感想。
3. 坚持基本行为礼仪训练和工作中行为礼仪训练，在日常生活中正确运用行为礼仪。

（邢世波　于　蕾）

实训 4　护士言谈礼仪实训

【实训目的】

1. 掌握护士言谈礼仪的原则、技巧和禁忌。
2. 学会运用言谈技巧与患者及其家属进行有效沟通。
3. 加强培养言谈礼仪修养，充分地理解、关心患者。

【实训准备】

1. 环境准备　模拟病房，有病床、桌子、椅子等。
2. 用物准备　注射用物、静脉输液用物等。
3. 学生准备

（1）掌握护士言谈礼仪相关理论内容。

（2）护生着装整洁得体，仪态端庄大方，符合护士行为规范。

（3）课前学生分成若干组，每组 5～6 人，分别扮演护士、患者及患者家属。

（4）熟悉案例，仿照模板准备言谈提纲。

【实训学时】 2 学时。

【训练方法及评价要点】

护士言谈礼仪训练

案例一

患者，女，50 岁，淋雨后突感畏寒、发热、咳嗽，咳铁锈色痰伴胸痛 1 天，门诊以肺炎收治入院，需静脉输液治疗。

（一）训练要求

1. 护士仪容、服饰得体。

2. 语言文明礼貌，口齿清晰，语速适当，语法规范，语气谦和，正确使用情境性语言。

3. 正确运用言谈礼仪技巧。

（二）训练方法

1. 请同学们分组设计情境剧，将患者入院到进入病房治疗衔接起来，利用护理操作中的情境性语言将静脉输液操作顺利进行下去。分角色扮演，分组展示，教师、同学、小组评价。

2. 情境语言设计模板

（1）迎接患者

护士：阿姨，您好，我是护士小张，请让我带您去病房好吗？（问候语、请托语、询问语）

（2）为患者输液情景

护士：阿姨您好，说一下您的床号、姓名好吗？

患者：23 床，王丽。

护士：对的，看一下您的手腕带。王阿姨，您好，为了您的健康，现在遵医嘱给您输液好吗？（解释性语言）

患者：护士，不输液了吧，两天了。

护士：阿姨，病情反复了您就更难受了，我们按照疗程治疗好吗？（劝说性语言）

护士：阿姨，要给您进针了，请握拳。（指令性语言）

护士：阿姨，可以松拳了，很好。（鼓励性语言）

护士：阿姨，给您固定针头，坚持一下，马上就好。（安慰性语言）

护士：阿姨，根据您的病情、年龄、药物性质，我将滴速调至每分钟 56 滴，您和家人就不要随意调节了，如果您有任何需要都可以按呼叫器叫我，我也会随时来看您的，您今天配合得很好，谢谢您的配合！（指令性语言、鼓励性语言、赞美语、致谢语）

案例二

儿科病房内，患儿小林，男，5 岁，在公园玩耍时不幸跌倒，左上肢尺骨骨折，已经用夹板固定并给予悬吊固定。午睡时小林的妈妈接到单位电话，有一份重要文件锁在她的抽屉，她看儿子睡得正香，就跟护士打声招呼走了。小林睡醒后发现妈妈不在，哭了起来。

（一）训练要求

1. 仪表端庄　按照护士要求着装。
2. 语言规范　正确使用语言、非语言（态势语言）礼仪技巧与患者沟通，安抚不同情绪、状态的患者。
3. 操作守礼　掌握护理言谈礼仪要求，准确使用态势语言礼仪。

（二）训练方法

1. 请同学们分组设计具体情境，分角色扮演，分别谈谈直观感受。
2. 情境设计模板（可自行设计情境性语言与态势性语言）

护士：小林，阿姨给你讲个故事吧？有一个小朋友，他可勇敢了，妈妈上班去了，他一个人待在病房……（坐在患儿对面，帮他擦干眼泪，拉着他的小手，用温和的语调说话）

小林：（哽咽着）阿姨，这个小朋友不害怕吗？

护士：（拍拍他的小手）有点害怕呀，不过他就掉了两滴眼泪，就不哭了，因为他知道妈妈是去上班了，下班后马上就会来陪他。

小林：阿姨，那我妈妈去哪儿了？也是去上班了吗？

护士：（摸摸小林的头）小林真聪明，你妈妈也是去工作，而且她说一下班就马上赶过来。

小林：（已经露出笑容）阿姨，我也很勇敢，我要乖乖等妈妈。（说着话，小林的妈妈已经回来了，小林高兴地扑到妈妈的怀里）妈妈，我没哭，阿姨还给我讲故事呢……

护士言谈礼仪训练考核内容及考核要点见实训表4-1。

实训表4-1　护士言谈礼仪评价表

班级　　　　　　姓名　　　　　　学号　　　　　　时间

考核内容	考核要点	分值	得分
解释性语言	1. 核对准确 2. 内容全面 3. 发音标准 4. 语速适中 5. 亲和力强	10分	
劝说性语言	1. 语气委婉、态度诚恳、语调亲切 2. 态度体现理解、关怀 3. 耐心引导，富有说服力 4. 语速适中，交谈融洽	10分	
指令性语言	1. 语气沉着冷静 2. 语言科学规范，通俗易懂 3. 说话利落准确，发音标准 4. 内容言简意赅	10分	
鼓励性语言	1. 鼓励适时真挚 2. 语气温和、诚恳 3. 语言准确严谨，富有启发性 4. 态度轻松自然	10分	

续表

| 班级 | 姓名 | 学号 | 时间 |

考核内容	考核要点	分值	得分
安慰性语言	1. 安慰时机恰当 2. 声调优美柔和 3. 语言带有安抚性，体现理解、安慰和鼓励 4. 态度亲切温暖	10分	
礼貌性语言（问候语、请托语、询问语、致谢语等）	1. 态度主动热情，文明得体 2. 面带微笑，表现自然大方 3. 表达准确，口齿清晰 4. 音量、语气、声调、语速适度 5. 称谓得当，使用敬语和谦语服务	10分	
赞美性语言	1. 赞美时机恰当 2. 语言适度得体，恰如其分 3. 态度真诚，体现真心实意 4. 内容准确具体，符合实际	10分	
态势语言	1. 表情在交谈时和蔼可亲，在工作时严肃认真 2. 目光专注温柔 3. 动作恰当，富有美感 4. 触摸恰当友善，体现关心和帮助 5. 姿态良好，端庄潇洒，自信有力	10分	
综合表现	1. 着装规范，符合角色身份需要 2. 情境训练按照要求进行并全部完成 3. 角色安排合理，交谈内容较为全面，表演连贯流畅 4. 语言文明规范，称谓使用恰当 5. 行为和对话体现对患者热情、诚恳、亲切、关爱的态度	20分	
总分		100分	

【注意事项】

1. 使用正确的礼貌用语和称谓用语，语言准确规范。

2. 使用恰当的交谈技巧，消除患者紧张、焦虑等不良情绪。

3. 态度认真，准备充分，熟练掌握各项言谈礼仪技巧并灵活运用。

【实训作业】

1. 列出自己在本次实训课中存在的问题，并提出改进措施。

2. 每天练习常用敬语，注意口齿清晰、语速适度、音量适中、语气委婉有亲和力。

（胡秀英）

实训 5　护士交往礼仪实训

【实训目的】

1. 了解护理工作对交往礼仪的要求。
2. 能熟练应用称谓礼仪、电话礼仪和介绍礼仪。
3. 能在护理工作中运用交往礼仪。

【实训准备】

1. 环境准备　模拟护士站及病房。
2. 用物准备　电话。
3. 教师准备　着工作服，衣帽整洁得体。
4. 学生准备

（1）掌握护士交往礼仪相关理论内容。

（2）护生应衣帽整齐，着装整洁，符合护士行为规范要求。

（3）课前根据需要分组准备，分配角色。

【实训学时】　2学时。

【训练方法及评价要点】

一、护士基本交往礼仪训练

学生2～4人一组，分别进行称谓礼仪、介绍礼仪、电话礼仪等训练。

1. 称谓礼仪的训练

1病室：

1床，刘芳，女，30岁，小学教师。

2床，李娜，女，52岁，副局长。

3床，苗芸，56岁，退休工人。

2病室：

4床，刘刚，男，17岁，高中学生。

7床，李强，男，60岁，大学教授。

2. 介绍礼仪训练

（1）情境设计模板

王阿姨您好，我是您的责任护士李红，您叫我小李就可以了。

王阿姨您好，这位是您的责任护士李红；李红，这位是刚入院的王阿姨。

（2）自行设计　自我介绍、他人介绍礼仪训练。

3. 递送名片及握手礼仪训练

两人一组，甲行点头礼"您好"，取出名片看一眼，以对方方便的角度双手递出，同时自报家门，如"您好，我是××，××医药公司营销经理"；乙双手接名片后，先认真看名片上的内容，同时回应"×经理您好，很高兴认识您"，并将名片收起，伴随情境语言，伸出右手，行握手礼仪。

4.电话礼仪训练

情境设计模板：患者与护士

"铃铃铃"

护士：您好，这里是外一科。

患者：您好，请问赵医生在吗？

护士：赵医生正在查房，请问有什么事情需要转告吗？

患者：请问赵医生哪天门诊值班，我想复查。

护士：赵医生明天门诊值班，您还有什么事情需要转达吗？

患者：没有了，谢谢。

护士：不客气，再见。

患者：再见。

二、护士交往礼仪情景案例训练

案例

呼吸内科护士长刘怡接到住院处电话，有一上呼吸道感染患者入院，请安排床单位、责任护士，接待患者。

1. 接听电话　及时接听—亲切问候—自报家门—认真倾听—积极应答—妥善处理—准确记录—友好道别—挂断电话。

2. 做好接待准备工作，到达指定位置等候。

3. 热情迎接患者，引导到达具体位置。

4. 介绍病室环境　体现护患间交往礼仪、介绍礼仪、称谓礼仪。

护士交往礼仪训练考核内容及操作要点见实训表 5-1。

实训表 5-1　护士交往礼仪实训评价表

班级	姓名	学号		时间	
考核内容	操作要点			分值	得分
仪表仪态	衣帽整齐、举止端庄、表情自然亲切			10分	
交往语言	语言文明、规范、称谓得当			20分	
电话礼仪	掌握拨打电话的正确顺序，规范使用电话文明用语			20分	
称谓礼仪	掌握和运用正确、恰当的称呼			10分	
介绍礼仪	用规范的手势及语言进行自我介绍和他人介绍、工作介绍、名片介绍			20分	
情感态度	对来宾态度热情、诚恳、亲切、关心			10分	
创新合作	情境编排有新意，内容完整；积极参与，共同协作			10分	
总分				100分	

【注意事项】

1. 训练时体现护士交往礼仪，规范操作。

2. 态度热情、诚恳、亲切、关心。
【实训作业】
1. 列出自己在本次实训课中存在的问题，并提出改进措施。
2. 呼吸内科来了一位新患者张某，女，56岁。请你作为其责任护士为其进行入院宣教，并将其介绍给同病房的其他患者。

（张瑞花）

实训 6 护士工作礼仪实训

【实训目的】
1. 掌握护士仪表、言谈、举止和交往礼仪。
2. 掌握各科室的护士工作礼仪。
3. 能熟练应用入院接待、询问病史、查房、护理操作、交接班、出院送别等护理礼仪。
4. 能够正确与患者进行沟通交流，礼仪知识综合地运用于工作实际中。

【实训准备】
1. 环境准备 模拟病房、模拟护士站。
2. 物品准备 护理病案、治疗车、仿真婴儿、婴儿床、健康教育手册、治疗车、准备治疗盘（内有血压计、体温计、听诊器、记录本、笔）、有秒针的表、弯盘、纱布、消毒液、小毛巾、入院介绍卡、作息时间表、一次性茶杯、枕头等。
3. 护生准备
（1）护生应衣帽整齐、着装整洁，符合护士行为规范要求。
（2）查阅各科室护士工作礼仪的有关资料。
（3）角色扮演，课前分组，根据案例情境编排角色和内容。
4. 课前准备 由老师带领学生进行案例分析，每组同学自行选择扮演角色，以小组为单位分别进行展示。

【实训学时】 2学时。

【训练方法及评价要点】
1. 教师对病案内容进行分析讲解，将学生分成若干实践组和评议组，每组8人。
2. 实践组学生进行角色扮演，评议组进行评议。
3. 实践组和评议组互换角色，原评议组进行角色扮演，原实践组进行评议。
4. 教师在学生演练过程中发现问题则及时指导并作最后总结。

案例

患者，李女士，5床，32岁，孕39周$^{+5天}$，枕左前位，阴道见红3小时，伴阵发性腹痛2小时入院。入院查体：一般情况好，生命体征正常，无水肿。产科检查：头先露，已入盆，胎心145次/分，有规律宫缩。入院后常规待产，胎心监测未见异常。

情景一：李女士在家人的搀扶下到达产科时，护士小刘快步迎上前去，做好入院接待礼仪。待产妇与家属一切安顿就绪后，护士到病房对产妇进行病史询问。（入院接待礼仪、询问病史礼仪）

情景二：护士小欣进行查房时，李女士告诉她们，她不能忍受宫缩痛，要求剖宫产，家属情绪焦虑，也强烈要求剖宫产。当班医生认为孕妇具备自然分娩的条件，不建议手术。护士遵守查房时礼仪，并做好患者和家属的沟通工作。（查房时礼仪、护患沟通礼仪）

情景三：李女士顺利阴道分娩。产后第2天清晨，夜班护士小王为产妇测量生命体征时，发现产妇情绪低落、容易哭泣，担心多虑，生活不能自理，均靠家属来完成，并且产妇拒绝母乳喂养。护士小王了解情况后，指导正常喂哺及产后的宣教工作，增强产妇喂哺信心。下班前与白班护士做好床旁交接班。（操作礼仪、交接班礼仪）

情景四：李女士产后第3天，护士小林接到医生开具的出院医嘱，并协助家属办理出院手续，家属握手表示感谢。（出院送别礼仪）

护士工作礼仪训练考核内容及操作要点见实训表6-1。

实训表6-1 护理工作礼仪评价表

班级　　　　姓名　　　　学号　　　　时间

考核内容	操作要点	分值	得分
学习态度	课前复习相关知识，物品准备齐全。学习态度积极，虚心接受批评指正，及时改正	10分	
礼仪形象	职业着装规范，表情自然，笑容真切，目光亲切，基本仪态端庄大方，工作行为礼仪符合案例情境要求	10分	
科室工作礼仪	正确掌握相关科室的护士工作礼仪及行为规范	10分	
入院接待礼仪	能够正确地接待新入院患者	10分	
询问病史礼仪	能够正确地对住院患者进行病史的询问，举止得体、距离合适、态度友好、时间恰当	10分	
查房时礼仪	查房时礼仪运用得当，包括查房时站位、查房时要求、查房前准备、查房时态度、查房注意要点	10分	
操作礼仪	能够正确做好操作前解释、操作中指导及操作后嘱咐	10分	
交接班礼仪	交接班时方式得当、沟通有效，有利于护理工作的开展	10分	
出院送别礼仪	做好出院送别礼仪，及时将出院消息告知患者，帮助患者办理出院手续，热情送别、交谈得体	10分	
职业情感	精神饱满，态度诚恳，团结协作，护患沟通良好，礼仪沟通知识在临床实习工作中运用恰当	10分	
总分		100分	

【注意事项】

1. 能够正确与患者进行沟通交流。

2. 小组展示时应紧贴案例情境内容，贴近临床工作实际。

3.仪容仪表应符合护士职业要求。

【实训作业】

列出自己在本次实训课中存在的问题，并提出改进措施。

（侯纯妹）

实训 7　护士求职礼仪实训

【实训目的】

1.熟悉求职礼仪程序。

2.掌握求职前的准备。

3.掌握求职面试礼仪的基本要求和规范。

4.能灵活运用面试礼仪，提升沟通能力和应变能力。

【实训准备】

1.环境准备　模拟考场，环境整洁、明亮、宽敞。

2.用物准备　桌子、椅子、秒表、笔、纸、求职者评价表。

3.学生准备　仪容礼仪、着装礼仪、行为举止礼仪、言谈礼仪、称谓礼仪、介绍礼仪、求职礼仪等相关内容。

【实训学时】　1学时。

【训练方法及评价要点】

一、护士求职礼仪操作流程

1.进门有礼：敲门—开门—行礼—关门。

2.到达指定位置，得到许可后方可落座。

3.自我介绍。

4.聆听主考官提问。

5.回答问题：提示回答—答疑—回答完毕。

6.致谢回避。

二、角色互换

轮流扮演求职角色、考官，体悟求职面试礼仪的细节。

教师针对训练内容，对学生的表现进行讲解和分析，指导学生求职面试的礼仪要点，让学生在做中学。以角色扮演、角色互换的方式进行练习，让学生掌握仪容礼仪、服饰礼仪、行为礼仪、言谈礼仪、称谓礼仪、介绍礼仪、求职礼仪等相关内容，切实掌握沟通的技巧。

案例

某社区医院到我校招聘护理专业毕业生3人。

录用条件：应届毕业生，中专或中专以上学历，有良好的道德品质，热爱本职工作，学习成绩优秀，勤奋好学，严谨认真，技能过硬。成绩突出者，有特长者优先考虑。面试要求：附带个人简历，着装符合护士礼仪规范。

问题： 1. 自我介绍思考 30 秒，回答 1 分钟。

2. 谈谈一名优秀的护士应该具备哪些素质，思考 2 分钟，回答 3 分钟。

操作： 护理技能抽签进行操作。

护士求职礼仪训练考核内容及操作要点见实训表 7-1。

实训表 7-1 护士面试求职礼仪评价表

班级　　　　　　姓名　　　　　　学号　　　　　　时间

考核内容	操作要点	分值	得分
举止仪表	穿着打扮得体，举止大方，无多余动作；处变不惊，具有优秀的职业气质和风度	10 分	
实训态度	态度端正、充分准备、严谨认真、展现自信；在面试过程中举止端庄、稳重，按要求完成训练任务	10 分	
言语表达能力	善于倾听、理解，内容条理、逻辑性强，言语准确、口齿清晰、流畅；言语有感染力、说服力	20 分	
职业能力	面试时言语文明、礼貌、准确、规范，用敬语和礼貌用语，形象文雅、举止大方，语调平和，表情真诚，态度严谨，条理清楚。恰当使用言谈沟通技巧完成与考官交流，达到最佳效果。具有较强的自信心，并能很快取得考官的信赖，建立良好的合作关系	20 分	
创新意识	面试内容的组织和运用有创意和独立见解，多角度、多角色展示面试礼仪，具有应对职业挑战的学识，满怀工作激情，在面试过程中善于观察、发现问题，具有评判性思维能力和机智灵活的应变能力	20 分	
职业态度	展现严谨、务实、精益求精的工作态度	20 分	
总分		100 分	

【注意事项】

1. 通过角色扮演，使学生体会运用各种面试技巧，与面试官进行有效沟通，建立和谐的合作关系。

2. 实训练习设计合理，具体真实。

【实训作业】

1. 轮流扮演求职者、面试官，体会面试求职礼仪的细节。

2. 小组讨论：如何将面试求职礼仪灵活运用于面试过程中，以提升自己的人格魅力。

（辛　阳）

参考文献

耿洁，吴彬，2015. 护理礼仪. 3版. 北京：人民卫生出版社.

龚爱萍，2015. 护理礼仪. 北京：化学工业出版社.

郝茹，宋海燕，2022. 护理礼仪. 4版. 北京：人民卫生出版社.

李蕾，2018. 护理礼仪. 北京：科学出版社.

刘桂瑛，2011. 护理礼仪. 2版. 北京：人民卫生出版社.

刘淑霞，王晓莉，李馨，2022. 护理礼仪与人际沟通. 2版. 北京：人民卫生出版社.

潘如萍，2020. 护理礼仪. 2版. 北京：人民卫生出版社.

秦东华，2019. 护理礼仪与人际沟通. 2版. 北京：人民卫生出版社.

全国护士执业资格考试用书编写委员会，2022. 2023全国护士执业资格考试指导. 北京：人民卫生出版社.

唐庆蓉，2018. 护理礼仪. 2版. 北京：科学出版社.

王颖，2012. 医护礼仪与形体训练. 3版. 北京：科学出版社.

王宇，高元杰，2018. 护理礼仪与人际沟通. 北京：人民卫生出版社.

吴玲，吴长勤，2020. 人际沟通与护理礼仪. 北京：人民卫生出版社.

邢世波，刘秀敏，2019. 护理礼仪与人际沟通. 北京：科学出版社.

张志钢，刘冬梅，2015. 人际沟通. 3版. 北京：人民卫生出版社.

钟海，莫丽平，2016. 人际沟通. 4版. 北京：科学出版社.

周昔红，2018. 礼仪促进护士临床工作手册. 北京：人民卫生出版社.

自测题选择题参考答案

第 1 章

1. A 2. C 3. E 4. B 5. D 6. E 7. C 8. B
9. A 10. D

第 2 章

1. C 2. D 3. E 4. B 5. A 6. A 7. D 8. A
9. E 10. D

第 3 章

1. C 2. E 3. A 4. A 5. C 6. B 7. A 8. A
9. E 10. E

第 4 章

1. B 2. D 3. D 4. D 5. E 6. B 7. D 8. B
9. C 10. B

第 5 章

1. E 2. D 3. B 4. D 5. A 6. C 7. B 8. D
9. A 10. E 11. B 12. B 13. C 14. D 15. C

16. A 17. C 18. C 19. E 20. B

第 6 章

1. D 2. D 3. C 4. B 5. D 6. D 7. C 8. C
9. D 10. C 11. D 12. D 13. C 14. B 15. E

第 7 章

1. C 2. A 3. B 4. C 5. D 6. B 7. E 8. B
9. A 10. E

第 8 章

1. D 2. E 3. D 4. C 5. C 6. B 7. E 8. A
9. D 10. D 11. C 12. C 13. B 14. D 15. D
16. D 17. B 18. E 19. C 20. B

第 9 章

1. B 2. A 3. A 4. B 5. C 6. B 7. B 8. C
9. E 10. E